하루의 휴식을 최고의 성과로 바꾸는
수면 전략

ICHINICHI NO KYUSOKU WO SAIKO NO SEIKA NI KAERU
SUIMIN SENRYAKU

Copyright © 2024 by Ryo SUMIYA
All rights reserved.
Interior illustrations by Kotaro TAKAYANAGI
Editorial cooperation by Takashi KAMIGURI
First original Japanese edition published by PHP Institute, Inc., Japan.
Korean translation rights arranged with PHP Institute, Inc.
through Shinwon Agency Co.

이 책은 신원에이전시를 통한 저작권자와의 독점 계약으로 (주)두드림미디어에서 출간되었습니다.
저작권법에 의해 한국 내에서 보호를 받는 저작물이므로 무단전재와 복제를 금합니다.

하루의 휴식을 최고의 성과로 바꾸는

수면전략

SLEEP STRATEGY

스미야 료 지음 | 최윤경 옮김

두드림미디어

당신의
'가장 최적의 수면 시간'은
몇 시간입니까?

이 물음에 바로 대답할 수 있는 사람이 몇 명이나 될까요?
그러면 질문을 하나 더 하겠습니다.

몇 시에 잠들어서
몇 시에 일어나는 것이
좋을까요?

'밤 10시에 자면 컨디션이 괜찮다?'
'아니면 새벽 2시에 자는 것이 컨디션이 좋을까?'
'기상은 새벽 5시? 아니면 7시?'

사람에 따라서는 '정오'라고 하는 사람도 있을 것입니다.

사실, 이러한 질문에는 정답이 없습니다.
왜냐하면 당신이 처한 환경이나 상황, 달성하고 싶은 목표,
인생에서 무엇을 가장 중요시하는지 등에 따라
최적의 수면 시간이 너무나 달라지기 때문입니다.

이 책에서는 직장인에게 '강력한 무기'가 되어줄
7가지 수면 방법에 관해 이야기합니다.

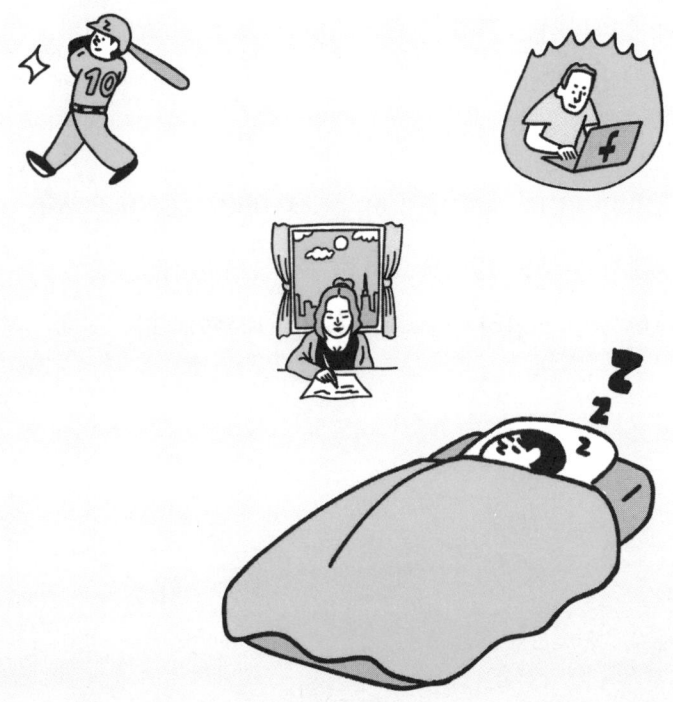

긴 수면, 짧은 수면, 분할 수면 등….
이 책에서의 '7가지 무기'를 전략적으로 사용하면,
최상의 컨디션으로 자신이 원하는 대로 능력을
발휘할 수 있습니다.
이런 새로운 접근법이 바로 최적의 수면입니다.

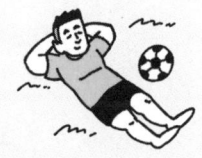
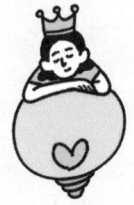
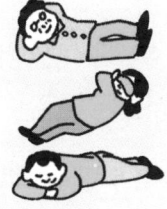

| 프롤로그 |

수면은 '목적'이 아니라 '수단'이다

여러분, 안녕하세요. 스미야 료라고 합니다.

저는 회복 코치로서 지금까지 약 14만 명의 직장인, 경영자, 운동선수 등의 수면 개선을 도왔습니다. 이 중 약 1만 명의 분들에게는 퍼스널 코치로서 한 사람, 한 사람의 목적이나 고민에 맞춘 코칭을 할 수 있었지만, 기업이나 어느 단체의 요청을 받아 지도하게 된 경우에는 집단 지도밖에 진행할 수가 없기에 세심한 코칭을 할 수 없음이 아쉬웠습니다.

일본에서는 대부분의 직장인이 스스로 충분한 수면을 취하지 못하고 있다고 생각하기에 집단 코칭에서는 아무래도 '충분한 수면을 취한다 = 마이너스를 제로로 한다'라는 부분에 포커스를 맞춰야 합니다. 또한, 세상에는 셀 수 없을 정도로 많은 수면 관련 도서가 있지만, 그 대부분은 '충분한 수면을 취한다 = 마이너스를 제로로 한다'라는 방법에 그치고 있습니다.

==즉, 현대 사회를 살아가는 많은 사람이 수면 부족으로 고민을 하고 있기에 수면 개선 자체가 '목적'이 되어버린 것입니다.==

오타니 쇼헤이와 마크 저커버그가
놀라운 실력을 발휘할 수 있는 이유

물론 수면의 질을 개선하는 것만으로도 큰 효과를 얻을 수 있습니다. 그러나 저는 **수면이란 자신의 실력을 최대한 발휘하기 위한 '수단'이어야 한다고 생각합니다.**

'나는 충분한 수면을 취하고 있다. 잠에 대한 그 어떤 불만도 없다'라고 느끼는 사람이라도 자신이 처한 상황에 맞춘 최적의 수면을 선택해 실행함으로써, 지금까지 손에 넣을 수 없었던 열매를 얻을 수 있습니다.

빌 게이츠(Bill Gates)와 마크 저커버그(Mark Zuckerberg), 오타니 쇼헤이(大谷翔平)와 크리스티아누 호날두(Cristiano Ronaldo) 등 각계에서 정상을 차지한 사람들은 모두 예외 없이 잠을 잘 활용해 자신의 실력을 발휘하고 있습니다.

직장인의 처한 상황은 전체 인생을 놓고 보거나 1년을 기준으로 한다고 해도 굉장히 다양하고, 스스로 '이렇게 있고 싶어' 하는 바람도 그때그때 바뀝니다.

- 비즈니스의 성공을 가장 중요한 과제로 삼아 자신의 한계를 넘어서며 계속 일하고 싶을 때

- 자기 능력과 재능을 크게 키워서 초일류로 성장하고 싶을 때
- 일보다 배우자나 가족, 자신의 행복을 극대화하고 싶을 때
- 육아 등으로 시간을 빼앗기면서도 최대한의 효율을 추구하고 싶을 때
- 본업과 더불어 부업이나 자격증 취득에도 시간과 노력을 들이고 싶을 때

당신이 직면한 다양한 상황에 따라 구분해서 사용할 수 있고, 당신이 놀라운 실력을 발휘할 수 있도록 이끌어주는 것, 그것이 바로 '수면 전략'입니다.

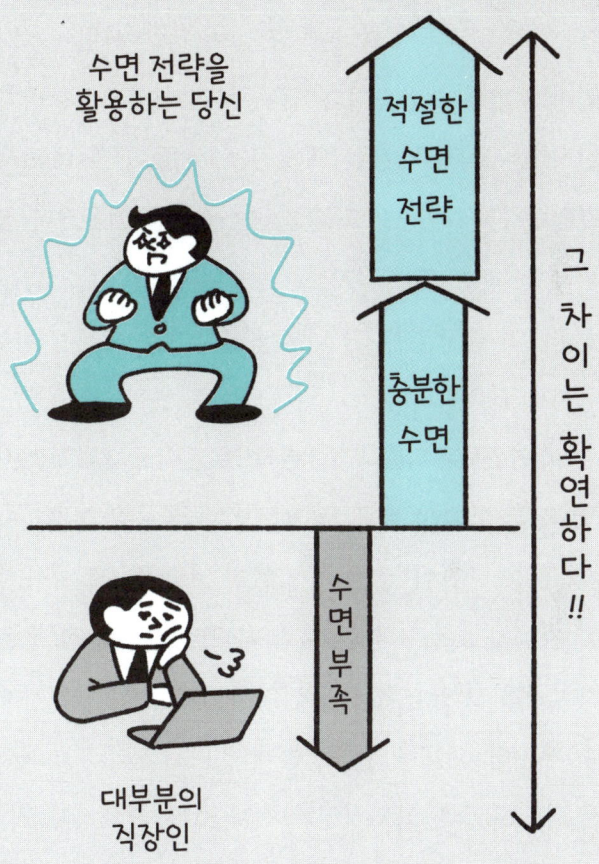

프롤로그

돈을 들이지 않고
바로 활용할 수 있는 '수면 스킬'

　자신의 실력을 지금보다 높이고 싶어 하는 사람에게는 다양한 방법이 준비되어 있습니다. 근육 트레이닝이나 달리기로 몸을 단련하거나 식사 내용을 개선하는 것 등이 그 대표적인 방법일 것입니다. 요가 등으로 집중하는 방법을 배우거나 경제 경영서를 닥치는 대로 읽는 분들도 많습니다. 다만 그것들은 모두 비용과 수고가 들고, 결과가 나올 수준까지 계속하기 위해서는 강한 의지도 필요합니다.

　하지만 **수면 전략은 다릅니다. 기본적으로 돈이 들지 않고(몇천 엔 정도의 작은 투자는 필요하지만), 누구나 언제든지 실행할 수 있습니다.**

　게다가 많은 사람이 '잠을 무기로써 전략적으로 활용한다'라는 생각 자체를 모르고 있을 뿐만 아니라 애초에 질 좋은 수면을 취하지 못하고 있습니다. 당신이 수면 전략을 자유자재로 구사할 수 있다면, 세계를 주름잡는 비즈니스 엘리트들과 마찬가지로, 주위 사람들과 압도적인 차이를 보일 수 있습니다.

　이 책에서는 구체적인 수면 전략을 7가지 케이스로 나눠 누구나 바로 활용할 수 있는 방법을 소개합니다.

　당신이 최고의 실력을 발휘해 '초일류'에 가까워지는 데 필요한 것은 노

력도, 의지도 아닙니다. 가장 최적의 수면 전략을 선택하는 것입니다.

일본은 세계 유수의 '수면 연구' 선진국이다

일본의 직장인은 수면 시간이 선진국 중에서도 가장 짧다(2021년, OECD 통계)고 합니다. 일본은 수면 부족으로 인한 손실이 가장 크기도 하지만, 수면 연구 분야에서 세계 1위의 '수면 연구 선진국'이기도 하다는 것을 알고 계십니까?

먼저, 수면 분야에서 세계 선두를 달리는 2명의 연구자는 모두 일본인입니다. 한 사람은 세계에서 가장 오래된 수면 연구의 거점이면서 현대 수면 연구의 초석을 쌓아 올린 스탠포드 대학 수면생체리듬 연구소의 니시노 세이지 소장입니다. 저서 《스탠포드식 최고의 수면》은 수면에 관심이 있는 사람이라면 누구나 손이 가는 베스트셀러가 되었습니다.

또 다른 한 사람은 수면과 각성을 제어하는 신경전달물질 '올렉신'을 발견해 미래의 노벨상 후보로 꼽히고 있는, 츠쿠바대학 국제통합수면의과학연구기구(IIIS=트리플 아이에스)의 야나기사와 마사시 기구장입니다. 올렉신은 뇌의 각성 스위치를 켜는 역할을 하고 있기에, 올렉신의 기능을 억제하는 새로운 수면제가 많은 사람의 수면을 돕고 있습니다.

IIIS는 야나기사와 씨를 중심으로 한 2012년에 설립된 세계 최고의 수면 연구기관입니다. IIIS에는 연간 5~20억 엔의 보조금이 지원되고 있어, 일본인들은 계속해서 발전하는 최첨단의 연구 성과 혜택을 굉장히 빨리 누릴 수 있습니다.

니시노 씨와 IIIS의 존재는 일본 전체의 수면 연구 수준을 크게 향상시키고 있습니다. 저 역시 일본수면학회의 회원이며, 연구의 진보에 작은 힘이나마 사력을 다하고 있습니다.

그렇기에 **이 책은 틀림없이 지금 전 세계에 있는 그 어떤 수면 책보다 과학적이며 진취적이라고 단언할 수 있습니다. 아무쪼록 안심하고 읽어보신 후 실천해주세요.**

서론이 길어졌네요. 그럼 바로, 수면 전략 7가지를 함께 배워보겠습니다.

차 례

프롤로그 – 수면은 '목적'이 아니라 '수단'이다 —— 10
수면 전략 메뉴 7가지 —— 25
이 책의 사용법 —— 33

들어가기 전에
수면 전략을 성공으로 이끄는 강의와 준비

| 강의 |

원칙 1   '회복'하기 위해서뿐만 아니라 '진화'하기 위해서 잔다
– 치매 예방, 운동신경 발달, 미용 등… 수면의 '6가지 효과' —— 38

원칙 2   왜 잠자는 동안 기억이 장기기억으로 전환될까?
– 수면 상태는 '뇌파'로 알 수 있다 —— 41

원칙 3   최신 연구에서 밝혀진 '얕은 논렘 수면'의 역할
– 3가지 수면을 구분해서 사용하자 —— 43

| 준비 |

계획 1   수면 전략을 정하고 달력에 써넣는다
– 3~6개월 단위, 1~3년 단위의 계획을 세우자 —— 46

테스트 1   평상시의 수면 상태는 괜찮은가?
– '전략'을 실행하기 위해서는 2가지의 테스트를 통과해야 한다 —— 49

테스트 2   웨어러블 디바이스로 '자신의 수면'을 안다
– 디바이스 점수 '60점 이상'을 목표로 한다 —— 53

테스트 3   자기 전 스마트폰을 만지거나 일상복을 잠옷으로 사용하는 것은 수면 방해 요소!
–기초적인 수면을 개선하는 10가지 포인트 —— 56

| 약속 |

· 일주일의 이행 기간으로 '틀어진 수면 시간'을 제자리로 돌린다! —— 58
· 정해진 시간에 잠들지 못했을 때의 대처법 —— 59

Chapter 01 전략 ①
뛰어난 회복력으로 맹렬하게 돌진한다!
마크 저커버그의 '단면 전략'

- 단면 전략이란? ── 63
- 단면은 어떤 사람에게 적합할까? ── 65

Case Study ① 회사 임원 **미츠이 씨**(가명·50대 남성)의 단면 전략 ── 67

| 효과 |

- **효과 ①** 활동 시간이 늘어난다 ── 68
- **효과 ②** 회복 효과를 극대화할 수 있다 ── 69
- **효과 ③** 평소에는 상상할 수 없는 힘을 발휘할 수 있다 ── 70
- **효과 ④** 집중력이 향상된다 ── 71

| 실천 |

- **단면 전략을 위한 사전 준비 1** 몸보다 위에 있는 불빛은 모두 제거한다
  - 당신의 침실을 '슈퍼 회복 룸'으로 만들자 ── 72
- **단면 전략을 위한 사전 준비 2** 노이즈 캔슬링 스피커를 설치한다
  - 소리만 개선해도 얻을 수 있는 수면 효과 ── 75
- **단면 전략을 위한 사전 준비 3** 뒤척이기 쉬운 침구를 고른다
  - '저반발' 매트리스는 숙면을 방해할 수도 있다 ── 78
- **컨디션 관리 1** '술을 마시는 것은 ○시까지'라고 정해둔다
  - 알코올은 편안한 호흡을 방해하는 요인이 된다 ── 80
- **컨디션 관리 2** 취침 1~2시간 전에 따뜻한 면류를 먹는다
  - 무거운 식사는 취침 4~5시간 전까지만 한다 ── 82
- **단면 실행 1** 지금보다 30분 일찍 일어난다
  - 졸음이나 나른함이 없다면, '30분 더' 수면을 단축한다 ── 85
- **단면 실행 2** 낮 시간의 선잠은 필수!
  - 점심시간에 5~10분의 '파워 낮잠'을 취한다 ── 88

| 주의점 |

- 창의적인 작업에는 적합하지 않다 ── 90
- 사생활에는 마이너스 요소가 될 수 있다 ── 91
- 지속하지 않아야 한다 ── 92

Chapter 02 전략 ②

행복과 아이디어가 넘친다
엘리자베스 여왕의 '쾌면 전략'

- 쾌면 전략이란? —— 99
- 쾌면은 어떤 사람에게 적합할까? —— 100
- **Case Study ②** 관리직 **미야기 씨(가명·40대 여성)의 쾌면 전략** —— 103

| 효과 |

- **효과 ①** '3가지 수면 혜택을 모두 받을 수 있다 —— 104
- **효과 ②** 행복 호르몬으로 둘러싸인다 —— 104
- **효과 ③** 욕심이 없기에 '냉정함'이나 '재치' 등을 발휘할 수 있다 —— 106
- **효과 ④** 주위 사람들과의 인간관계도 원만해진다 —— 108
- **효과 ⑤** 비전형 리더가 될 수 있다 —— 109

| 실천 |

- **쾌면 실행 1** 자신에게 최적의 수면 시간을 발견한다
- 8시간을 기점으로 15분 단위로 조정한다 —— 111
- **쾌면 실행 2** 취침 시간은 피로도에 맞춰서 조정한다
- 오랜만에 출근한 날은 일찍 잔다 —— 114
- **쾌면 강화 1** 취침 전 루틴을 만들자
- 잠들기 전에 읽는 경제경영서는 위험하다 —— 116
- **쾌면 강화 2** 명상으로 온·오프를 전환한다
- 자기 전 10분의 '마인드풀니스'가 잠의 효과를 극대화한다 —— 119
- **쾌면 강화 3** 하고 싶은 것을 느긋하게 한다
- 산책, 요리, 원예 등 '아침의 루틴'으로 세로토닌을 활성화시킨다 —— 123
- **쾌면 강화 4** 밤에는 옥시토신으로 행복한 수면을 취한다
- 인형을 안고 자면 행복도도 올라간다! —— 125

| 주의점 |

- 행복감으로 남을 지나치게 신용하게 된다 —— 127
- 과하지 않도록 주의하며 균형 있게 전략을 활용해야 한다 —— 129

Chapter 03 전략 ③
초일류로 쑥쑥 성장한다
오타니 쇼헤이의 '장면 전략'

- 장면 전략이란? ──── 133
- 장면은 어떤 사람에게 적합할까? ──── 134
- **Case Study ③** 회사 임원 **코구레 씨**(가명·60대 남성)의 장면 전략 ──── 137

| 효과 |

효과 ① 꿈을 가상 트레이닝 장소로 활용한다 ──── 138
효과 ② 얕은 논렘 수면이 운동신경을 키운다 ──── 139
효과 ③ 불편한 의식과 트라우마를 극복할 수 있다 ──── 141

| 실천 |

장면 전략을 위한 사전 준비 1 가족이나 친구, 지인의 응원을 얻는다
- '10시간의 수면'을 확보하기 위해서는 희생이 따른다 ──── 144

장면 전략을 위한 사전 준비 2 직장의 이해를 얻거나 혼자서 어떻게든 해낸다
- 2시간 제대로 낮잠을 자기 위한 사전 교섭 ──── 146

장면 전략을 위한 사전 준비 3 주문 제작 베개를 만든다
- 다만, 지나치게 완벽함을 추구해서는 안 된다 ──── 150

장면 실행 1 뇌에 극한까지 부하를 가하다
- 지금까지 할 수 없었던 것을 끝까지 추구하라 ──── 153

장면 실행 2 '즉시 오프모드'로 전환해 꾸고 싶은 꿈을 노린다
- 자기 직전 1시간 동안 하면 좋은 5가지 습관 ──── 156

장면 실행 3 자는 중에는 화장실에 가지 않는다
- '밤의 화장실 대책'은 마시지 않는다, 모으지 않는다, 몸을 따뜻하게 한다 ──── 159

| 주의점 |

- 그저 게을러서 많이 자는 타면(惰眠)이 되기 쉽다 ──── 162
- 엄격함을 잃으면, 신뢰 역시 잃게 된다 ──── 164

Chapter 04 전략 ④
심야에 무적의 시간을 만든다
구로야나기 테츠코의 '이분할 수면 전략'

- 이분할 수면 전략이란? —— 169
- 이분할 수면은 어떤 사람에게 적합할까? —— 170

Case Study ④ 대기업 사무직
안자이 씨(가명·40대 여성)의 이분할 수면 전략 —— 173

| 효과 |

- **효과 ①** 무적의 3시간을 손에 넣을 수 있다 —— 174
- **효과 ②** 아이의 정서가 안정된다 —— 175
- **효과 ③** 아이의 학력이 향상된다 —— 176
- **효과 ④** 돈과 시간의 낭비를 막을 수 있다 —— 177
- **효과 ⑤** 창의적이 될 수 있다 —— 178

| 실천 |

이분할 수면을 위한 사전 준비 1 진동 알람시계를 준비한다
- '식사, 목욕, 수면'을 하고 3시간 후에 일어나기만 하면 된다 —— 180

이분할 수면을 위한 사전 준비 2 4번 옷을 갈아입음으로써 뇌의 스위치를 전환한다
- 파자마를 입고 잠들어서 일어나면 조금 신경 쓴 실내복으로 갈아입는다 —— 183

이분할 수면 실행 1 육아 핑계를 대며 귀가한다
- '정시에 돌아갈 수 없다' 하는 핑계가 없어지는 필살 문구 —— 185

이분할 수면 실행 2 '두 번째 취침'을 확실하게 성공시킨다
- 짧은 루틴을 만든다 —— 187

| 주의점 |

- 가족의 이해가 반드시 필요하다 —— 191
- 이웃 간의 다툼에 주의해야 한다 —— 192
- 의학적으로는 아직 밝혀지지 않은 것도 많다 —— 193

Chapter 05 **전략 ⑤**

조각 잠을 자도 머리가 가볍다!
크리스티아누 호날두의 '다분할 수면 전략'

- 다분할 수면 전략이란? —— 197
- 다분할 수면은 어떤 사람에게 적합할까? —— 198

Case Study ⑤ 보험회사 영업사무직
아카기 씨(가명·30대 여성)의 다분할 수면 전략 —— 200

| 효과 |

효과 ① 동물 본연의 모습에 가까운 형태로 잘 수 있다 —— 201
효과 ② 상식을 버리는 것만으로도 스트레스가 줄어든다 —— 203

| 실천 |

다분할 수면 전략의 실행 1 하루의 사이클 중 '3시간'을 발견한다
- '3시간의 메인 수면'+'15분 정도의 선잠을 반복'함으로써 극복한다 —— 205

다분할 수면 전략의 실행 2 잠이 올 때 잔다
- 임기응변 수면으로 활동력 유지 —— 207

다분할 수면 전략의 실행 3 '아기의 리듬'에 맞춰 자신도 잔다
- 수유 중 수면 부족을 해소하기 위한 방법 —— 209

| 주의점 |

- '인간다움'을 잃어버릴 가능성이 있다 —— 211
- 아기와의 다분할 수면도 일시적으로만 활용한다 —— 212

Chapter 06 전략 ⑥
자신의 시간을 살아간다
마돈나의 '플렉스 수면 전략'

- 플렉스 수면 전략이란? —— 217
- 플렉스 수면은 어떤 사람에게 적합할까? —— 218

Case Study ⑥ 금융기관 관리직
루카와 씨(가명·40대 남성)의 플렉스 수면 전략 —— 221

| 효과 |
효과 ① 정말 최고의 생활 사이클을 손에 넣을 수 있다 —— 222
효과 ② 체내 시계를 리셋할 수 있다 —— 225
효과 ③ 인생의 우선순위를 다시 생각해볼 수 있다 —— 227

| 실천 |
플렉스 수면 전략을 위한 사전 준비 1 시간 조정은 30분씩 조금씩 앞당긴다
- 코르티솔 분비를 조절해 바로 일어난다 —— 228

플렉스 수면 전략을 위한 사전 준비 2 자신의 수면 유형을 파악한다
- 간단하게 알 수 있지만 참고 정도로만 —— 231

플렉스 수면 강화 1 빛 알람으로 상쾌하게 눈을 뜬다
- 강한 빛을 통해 뇌를 기상 모드로 —— 234

플렉스 수면 강화 2 조명 기구를 교체한다
- 기상 시는 가능한 한 흰 빛, 취침 전에는 따뜻한 전구 색으로 —— 237

플렉스 수면 실행 1 일어나고 싶은 시간을 강하게 의식한다
- 자기 전에 3번, 일어나는 시간을 소리 내어 말한다 —— 239

플렉스 수면 실행 2 일어났을 때의 동선을 마련해둔다
- 일 준비를 해두고 잠든다 —— 241

플렉스 수면 실행 3 일찍 자기 위해 스케줄을 조정한다
- 깨어 있는 동안에 해야 할 일을 루틴화하다 —— 243

| 주의점 |
- 자주 시간대를 변경하는 것은 위험하다 —— 246
- 한 달 해보다가 안 되면 바로 그만둔다 —— 247
- 저녁형을 계속하면 건강이 위험할 수 있다 —— 247

Chapter 07 전략 ⑦
다 같이 잠을 통해 좋은 팀플레이를 유지한다
래리 페이지의 '팀 수면 전략'

- 팀 수면 전략이란? —— 253
- 팀 수면은 어떤 사람에게 적합할까? —— 254

Case Study ⑦ 영업팀 매니저
사쿠라기 씨(가명·30대 여성)의 팀 수면 전략 —— 256

| 효과 |

- **효과 ①** 한 사람, 한 사람의 생산성이 올라간다 —— 257
- **효과 ②** 구성원 간 전략 공유도가 상승한다 —— 258
- **효과 ③** 부하의 정신적 컨디션 난조 리스크를 줄일 수 있다 —— 260
- **효과 ④** 조직의 피해를 미연에 방지한다 —— 262

| 실천 |

- **팀 수면 전략을 위한 사전 준비 1** 선잠 & 수면 안대를 선물한다
- 부하에게 수면 갑질을 하는 것은 금물! —— 264
- **팀 수면 전략을 위한 사전 준비 2** 이 책에서 얻은 지식과 기술을 공유한다
- 3가지 단계를 통해 수면 전략의 효과에 흥미를 갖게 한다 —— 267
- **팀 수면 강화 1** 회식은 '불금'이 아닌 '화·목'에 한다
- 과도한 알코올 섭취는 수면의 질을 떨어뜨린다 —— 269
- **팀 수면 강화 2** 활동력 저하가 두드러지면 선잠을 더욱 강력하게 하도록 한다
- 바쁜 시기야말로 잠이 중요하다 —— 271
- **팀 수면 강화 3** 바쁜 시기가 끝나면, 직장과 컴퓨터를 정리한다
- 체력과 동기부여를 높이는 '전환 이벤트' —— 273

| 주의점 |

- 갑질이 되지 않도록 주의! —— 276
- 바쁜 시기에 시작하지 않는다 —— 277
- 사전 교섭이 중요하다 —— 278
- 야근이 늘었다면 바로 멈춘다 —— 279

에필로그 —— 281

수면 전략 메뉴 7가지

본격적으로 들어가기에 앞서, 당신의 무기가 될 수면 전략 7가지를 소개합니다. 각각의 전략 내용과 구체적인 도입 스킬은 Chapter 01~07에서 설명합니다.

**뛰어난 회복력으로 맹렬하게 돌진한다!
– 마크 저커버그의 '단면短眠 전략'**

(→ 61페이지)

　페이스북(현 Meta)의 창립자이자 소셜네트워크 서비스로 성장시킨 천재 경영자 마크 저커버그를 비롯해, 전 세계의 저명한 기업인들이 창업 초기에 실천했던 전략입니다.

　지칠 줄 모르고 항상 마치 발등에 불이 떨어진 상황인 것처럼 초인적인 힘을 발휘하는 방법입니다. 매일 너무 바빠서 집에 오면 늘 축 늘어지게 되는 사람은 먼저 이 방법을 활용해봐야 합니다.

　마크 저커버그는 예전에 하루 5시간 정도밖에 자지 않고 일하는 것으로 알려져 있었습니다.[1]

　페이스북을 눈 깜짝할 사이에 거대 기업으로 성장시킨 그 수완이나 능력은 이미 인류 역사상에 남을 정도의 전설이라고 할 수 있습니다. 반면, 영화 〈소셜 네트워크〉에 그려진 젊은 날의 트러블 메이커적인 모습은 단면 전략 부작용의 전형적인 예이기도 합니다. 단면 전략을 능숙하게 활용하기 위해서는 주의가 필요합니다.

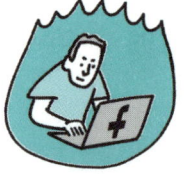

이런 사람에게 추천합니다	실천한 사람
목표 달성을 위해서 단기간에 집중해서 일하고 싶다.	독일 전 총리 앙겔라 메르켈(Angela Merkel), 소니 창업자 모리타 아키오(盛田昭夫)

1) https://www.entrepreneur.com 'Do You Get More Sleep Than Elon Musk, Jeff Bezos and Winston Churchill?'

② 행복과 아이디어가 넘친다
– 엘리자베스 여왕의 '쾌면快眠 전략'

(→ 97페이지)

1952년 즉위 이후 2022년에 사망할 때까지 70년간 뛰어난 리더십과 매력적인 미소로 영국뿐만 아니라 전 세계인을 사로잡은 엘리자베스 여왕(Elizabeth II)은 활력의 원천으로써 수면을 굉장히 중요시했던 것으로 알려져 있습니다.

엘리자베스 여왕은 **VIP와의 면담이나 첩보 활동에 대한 보고 확인까지 다양한 공무를 처리하는 와중에도 오후 11시에는 반드시 침대에 들어가 매일 8시간 30분의 수면을 확보했다고 합니다.**[2] 또한, 겨울철에는 탕파[3]를 애용하는 등 수면의 질에도 신경을 쓰고, 특히 푹 자고 싶을 때는 사랑하는 남편인 필립 공과 따로 잠자리에 들었다는 일화도 전해지고 있습니다.

이러한 쾌면 전략은 마음속 깊은 곳에서 솟아오르는 듯한 행복감을 얻을 수 있고, 주변의 인간관계를 개선해주는 것이 장점입니다. 또한, 거칠고 맹렬한 욕심이 사라지고 장기적인 시각이나 신선한 아이디어를 얻을 수 있게 됩니다.

이런 사람에게 추천합니다	실천한 사람
인간관계에 고민이 많다, 더 재미있는 아이디어를 내고 싶다.	마이크로소프트 창업자 빌 게이츠(Bill Gates), 투자자 워런 버핏(Warren Buffett)

2) https://www.harpersbazaar.com jp, 〈엘리자베스 여왕이 건강을 위해서 지키고 있는 12가지 삶의 교훈〉
3) 탕파는 금속으로 된 용기 속에 뜨거운 물을 넣어서 그 열기로 잠자리나 발 등을 따뜻하게 하는 도구입니다. - 역자 주.

③ 초일류로 쑥쑥 성장한다
– 오타니 쇼헤이의 '장면長眠 전략'

(→ 131페이지)

투타 겸업, 이도류[4]로 스포츠 선수로서 사상 최고액의 계약을 체결하는 등 유일무이한 존재인 오타니 쇼헤이 선수는 **매일 밤 10시간 정도를 자고, 게다가 낮에도 때로는 전용 매트리스를 구장에 가져와 충분히 낮잠을 자는 장면 전략을 취하는 것으로 알려져 있습니다.**[5]

물론 그저 오래 잔다고 해서 성공하는 것은 아닙니다. 장면 전략은 깨어 있는 동안 훈련을 통해 뇌와 신체를 극한까지 몰아넣음으로써 잠자는 시간조차도 하나의 훈련으로 활용해 뇌와 운동신경, 근육의 급속한 성장을 촉진하는 전략입니다.

타자로서 놀라운 파워로 홈런왕을 차지하고, 투수로서 계속해서 새로운 구종(球種)을 습득해 막강한 메이저리거들을 기죽게 하는 오타니 쇼헤이. 만화 속 주인공을 이렇게 그려내도 말도 안 된다고 할 정도의 활약을 뒷받침하는 핵심은 바로 깨어 있는 시간과 잠든 시간을 모두 자유롭게 활용하는 '장면 전략'에 있다고 할 수 있습니다.

이런 사람에게 추천합니다	실천한 사람
진심으로 자신을 바꿔 초일류로 성장하고 싶다.	일본 프로 장기 기사 후지이 소타(藤井 聡太), 이론물리학자 알베르트 아인슈타인(Albert Einstein)

---

4) 오타니 쇼헤이는 타자이면서 투수를 같이 하는 투타 겸업으로 유명합니다. 이도류는 일본 검술에서 양손에 각각 칼을 들고 공수를 행하는 기술을 의미합니다. 2가지 이상의 역할을 동시에 수행하는 사람을 지칭하는 데 사용합니다. - 편집자 주.
5) 〈스포니치 아넥스〉, 2019년 3월 8일

④ 심야에 무적의 시간을 만든다
–구로야나기 테츠코의 '이분할=分割 수면 전략'

(→ 167페이지)

　텔레비전 방송 초창기부터 최전선에서 활약하며, 사회를 맡은 〈테츠코의 방〉에서는 방송 횟수로 3회, 저서 《창가의 토토》의 발행 부수로는 1회, 총 4번의 기네스 세계 기록을 인정받은 구로야나기 테츠코(黑柳徹子) 씨. 독보적인 활약을 계속하는 구로야나기 테츠코 씨를 지지하는 것이 바로 **수면을 두 번으로 나눠 자면서 심야에 자신만의 시간을 만드는 이분할 수면 전략입니다.**

　구로야나기 씨는 어느 인터뷰에서, 오후 11시 즈음에 세수도 안 하고 옷만 벗고 바로 잠이 들어 3시간 정도 후에 한 번 눈을 뜨고 활동하다가 다시 잠이 든다는 수면법을 밝히며, 이 수면법을 통해 '기분이 굉장히 좋다'라고 이야기하고 있습니다.[6]

　이 전략은 육아 중인 사람에게도 유용합니다. 아이를 재우면서 자신도 한 번 잠들었다가 한밤중에 깨어나 자유로운 시간을 가질 수 있습니다. 뇌가 개운한 최고의 상태로 활동할 수 있기 때문에 부업을 하거나 자격증 취득 공부를 하는 데도 도움이 될 것입니다.

이런 사람에게 추천합니다	실천한 사람
육아와 일, 본업과 부업 등 2가지의 것을 양립하고 싶다.	동화 작가 나카야 미와(中屋美和), 캐스터 오가와 아야카(小川彩佳)

6) 〈Domani〉, 2017년 8월호

⑤ 조각 잠을 자도 머리가 가볍다! – 크리스티아누 호날두의 '다분할多分割 수면 전략'

(→ 195페이지)

세계에서 가장 뛰어난 축구 선수에게 주어지는 '발롱도르'를 5번 수상하는 등 역사상 최고의 운동선수 중 한 명으로 꼽히는 크리스티아누 호날두 선수는 **'1회 90분의 수면을 1일 5회'로 하는 다분할 수면 전략**을 취하는 것으로 알려져 있습니다.

호날두 선수의 수면을 지도하는 닉 리틀헤일스(Nick Littlehales) 씨에 따르면, 경기가 낮일 때도 있고, 밤에 치러질 때도 있는 프로 스포츠 선수들이 실력을 제대로 발휘하려면, 매일 같은 시간에 취침하고 같은 시간에 기상하는 것보다 90분의 수면을 1회로 해서, 그것을 적절한 타이밍에 취하는 방법이 적합하다고 합니다.[7]

많은 동물들이 이러한 수면 방식을 취하고 있기에 자연에 가까운 수면이라는 의견도 있습니다. 잠을 잘게 쪼개 자도 스트레스를 느끼지 않는 이 전략은 수유가 필요한 0세 아기를 키우고 있는 부모들에게 최적의 방법입니다.

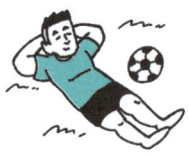

이런 사람에게 추천합니다	실천한 사람
불규칙한 근무 체계 때문에 잠을 제대로 잘 수 없다.	발명가이자 예술가 레오나르도 다 빈치 (Leonardo da Vinci)

---

7) 닉 리틀헤일스, 《세계 최고의 슬립 코치가 가르쳐주는 궁극의 수면법》

⑥ 자신의 시간을 살아간다
– 마돈나의 '플렉스 수면 전략'

(→215페이지)

65세를 맞이한 2023~2024년에도 자신의 12번째 콘서트 투어를 성공시키는 등 여전히 '퀸 오브 팝(Queen of Pop)' 칭호를 지키고 있는 가수 마돈나(Madonna)는 **매일 오전 4시에 취침하는 저녁형 생활을 하고 있다고 밝히고 있습니다.**[8]

그 이유는 '밤에 태어난 사람은 밤이 가장 창의적일 수 있기 때문'이라고 합니다. 과학적인 근거는 차치하더라도 자신의 신념을 관철하는 생활 방식, 그리고 수면 방식이 오랜 세월에 걸쳐 빛이 나도록 유지해 지금도 전 세계의 팬을 매료시키는 한 가지 요인인 것은 틀림없습니다.

사실 **90%의 사람은 '저녁형·아침형'으로 나뉘는 자신의 수면 스타일을 자유롭게 바꿀 수 있습니다.** 수면 시간의 길고 짧음도 중요하지만, 일이나 생활패턴에 맞춰서 자신에게 알맞은 시간대에 잠을 자는 플렉스 수면도 직장인에게 있어서는 꼭 필요한 전략입니다. 자신의 우선순위를 주체적으로 생각하는 계기가 되기도 합니다.

이런 사람에게 추천합니다	실천한 사람
자신에게 최적의 수면 스타일을 찾고 싶다.	애플 CEO 팀 쿡(Tim Cook), 영화감독 스티븐 스필버그(Steven Spielberg)

[8] https://www.vogue.co.jp, 〈저녁형인 마돈나, 취침 시간은 오전 4시〉

⑦ 다 같이 잠을 통해 좋은 팀플레이를 유지한다
– 래리 페이지의 '팀 수면 전략'

(→ 251페이지)

세계 최대의 넷 기업 중 하나인 구글(Google, 현 알파벳)의 공동 창업자 래리 페이지(Larry Page)는 사무실 근무 환경에 강한 고집이 있는 것으로 알려져 있습니다.9)

그런 그가 '창조성과 교류를 촉진하는 공간을 개발하기 위해 최선을 다했다'라고 자랑하는 구글 본사는 무료 식당뿐만 아니라 직원들이 자유롭게 선잠을 잘 수 있도록 소파와 해먹, 캡슐 등의 낮잠 공간을 설치해 푹 잘 수 있도록 배려했습니다.

래리 페이지의 신조는 '아이디어는 나이보다 중요하다'라는 것입니다. 즉, 수면이 부족하면 독창적인 아이디어를 창출할 수 없다는 의미입니다.

'팀 수면'은 조직을 이끄는 리더가 자기 혼자만이 아닌, 부하 직원들의 수면도 개선하고 조직 전체의 실력을 극대화하는 방식으로, 바로 지금 시대에 가장 주목받는 리더의 기술입니다.

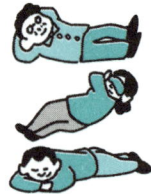

이런 사람에게 추천합니다	실천한 사람
팀원들의 실력을 극대화하고 싶다.	DeNA 창업자 난바 도모코(南場 智子), 나이키 창업자 필 나이트(Phil Knight)

---

9) https://www.morningfuture.com 'Larry Page: "Want to change the world? Have fun"'

이 책의 사용법

앞서 이야기한 7가지 전략의 효과는 모두 입증되었습니다! 이제 당신의 실천만 남았습니다.

이 책은 지금까지 시중에 나와 있는 수많은 수면 책처럼 그냥 '좋은 잠을 취하는 방법'을 소개하는 책이 아닙니다.

당신이 질 좋은 수면을 취하는 것은 출발선에 불과합니다. 거기에서 한 걸음, 두 걸음 더 나아가 당신 자신이 현재 처해 있는 상황이나 진정으로 발휘해야 할 스킬, 지금 소중히 여겨야 할 것이 무엇인지 진지하게 생각하고, 그러기 위해서는 어떤 수면을 취해야 할지를 생각해주세요.

'들어가기 전에'에서는 기초적인 이론을 설명하고, Chapter 01부터는 7가지 전략의 자세한 효과나 구체적인 실행 방법을 설명하고 있습니다.

❶ 자신에게 어떤 전략이 최적인지를 확실히 알고 싶은 분이나 기초부터 제대로 수면에 대해 배우고 싶은 분은 '들어가기 전에'부터 순서대로 읽어 나가주세요.

❷ 소개한 7개의 전략 중, '이것을 시도해보고 싶다'라고 생각되는, 마음에 와닿는 전략이 있다면 그 전략에 관해 소개한 Chapter부터 읽으셔도 무방합니다.

❸ '이 전략은 내 수면 방식과 가깝다'라고 느끼신 분들은 그 Chapter에서 자신의 잠을 이론적으로 분석하고, 수면 전략을 발전시켜 나가는 것도 좋을 것입니다.

마지막으로 중요한 것은, **'이 수면 전략을 사용하겠다'라고 결심했다면, 한 달 정도는 지속하십시오.**

7가지 전략은 모두 과학적으로 그 효과가 증명되었기에 올바른 방법으로 계속 이어 나간다면, 틀림없이 효과를 얻을 수 있습니다.

'수면 무호흡증'에 효과가 있는 마우스피스를 만들 수 있는 일본에서 몇 안 되는 수면 치과의사인 고바야시 미츠노리(小林充典) 선생님으로부터 다음과 같은 글을 받았습니다.

"'매일의 삶에서 수면의 질 향상은 건강에 기여한다'라는 것을 많은 사람이 알고 있습니다. 이 책에서는 과학적 근거에 기초한 7가지 수면 방법을 실례로 들어 알기 쉽게 설명했기에 심신의 건강을 돕고, 당신의 컨디션을 최적의 상태로 유지해주면서 당신에게 맞는 수면법을 알게 될 것입니다."

또한, 의료법인 미명회(美明会) 이사장인 하야시 히로아키(林宏明) 선생님으로부터 "일상에서 컨디션을 높이기 위해, 그리고 긍정적인 정신을 유지하기 위해 가장 중요한 것은 전날의 수면입니다. 업무 형태나 내용에 따라서 다양한 수면 패턴을 취할 수밖에 없는 경험은 누구에게나 있을 것입니다. 이 책에서는 7가지 수면 방법을 제시함으로써 각자가 더 나은 컨디션을 얻어 더 높은 실력을 발휘할 수 있도록, 저자가 그 안내인이 되어줍니다"라는 추천 글도 전달받았습니다.

그러니 여러분, 안심하고 새로운 수면에 도전해보세요.

단, 각각의 수면 전략이 자신에게 맞는지, 안 맞는지는 당연히 개인차가 있습니다. 수면의 질이 떨어지면 무리하지 말고 바로 중단해주시길 바랍니다.

들어가기 전에

수면 전략을
성공으로 이끄는
강의와 준비

구체적인 수면 전략 방법을 보기 전에 수면의 기본적인 효과에 대해 먼저 살펴봅시다. 높은 효율을 가져오는 수면의 기능을 알아두면 실행에 옮기기 쉬워집니다. 수면 전략의 효과를 배가시키기 위해서라도 꼭 읽어주세요(빨리 수면 전략의 노하우를 알고 싶은 분은 이 장을 그냥 넘어가도 상관없습니다).

강의

원칙 1

'회복'하기 위해서뿐만 아니라 '진화'하기 위해서 잔다

― 치매 예방, 운동신경 발달, 미용 등… 수면의 '6가지 효과'

==수면이 가진 효과에는 크게 '회복'과 '진화'가 있으며, 각각 '신체', '뇌', '정신'에 작용합니다.==

즉, 수면에는 다음과 같은 6가지 효과가 있다고 할 수 있습니다.

- **신체 회복** : 근육 피로 회복, 피부와 모발 재생, 상처 치유 등
- **신체 진화** : 근육 및 관절 강화, 운동신경 발달을 통한 새로운 움직임 습득 등
- **뇌 회복** : 뇌 피로 회복, 졸음 해소, 치매 원인물질 제거 등
- **뇌 진화** : 새로운 지식의 정리 및 장기기억으로의 전환, 새로운 움직임이나 사고의 습득, 창조성 향상 등
- **정신 회복** : 의기소침한 상태나 우울 상태로부터의 회복, 분노나 욕망에 수반하는 충동 감소 등
- **정신 진화** : 행복감 향상, 경험을 통한 스트레스 수용 능력 향상 등

수면의 6가지 효과

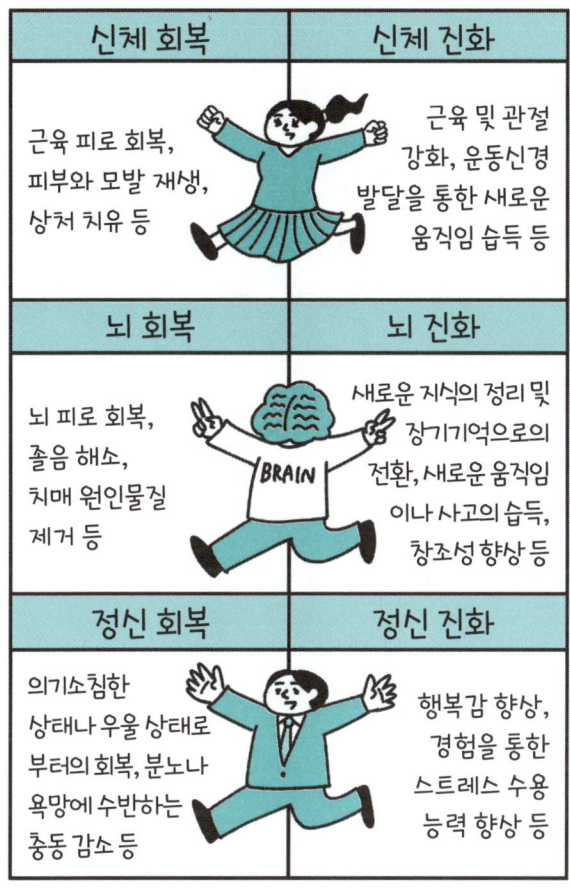

신체 회복	신체 진화
근육 피로 회복, 피부와 모발 재생, 상처 치유 등	근육 및 관절 강화, 운동신경 발달을 통한 새로운 움직임 습득 등
뇌 회복	**뇌 진화**
뇌 피로 회복, 졸음 해소, 치매 원인물질 제거 등	새로운 지식의 정리 및 장기기억으로의 전환, 새로운 움직임이나 사고의 습득, 창조성 향상 등
정신 회복	**정신 진화**
의기소침한 상태나 우울 상태로부터의 회복, 분노나 욕망에 수반하는 충동 감소 등	행복감 향상, 경험을 통한 스트레스 수용 능력 향상 등

수면이 가지고 있는 회복 효과에 대해서는 여러분들도 일상적으로 경험하고 계실 것으로 생각합니다. 그리고 수면이 치매의 원인물질 중 하나인 '아밀로이드 베타(Aβ)'의 배출과 관련되어 있다는 연구 결과도 들은 적이 있을 것입니다. 피부와 머리카락을 아름답게 유지하기 위해 수면이 중요하다고 하는 것 역시 낮에 받은 다양한 손상으로부터 회복이 필요하기 때문입니다.

진화 효과에 대해서는 최신 수면 연구를 통해, 수면이 기억을 정착시키고 운동신경을 발달시키는 것으로 확인되고 있습니다. 다음 장에서부터 그 메커니즘에 대해 조금 더 자세히 알아보겠습니다.

강의

원칙 2
왜 잠자는 동안 기억이 장기기억으로 전환될까?

- 수면 상태는 '뇌파'로 알 수 있다

수면 상태는 뇌파를 조사함으로써 알 수 있습니다. 뇌파는 뇌가 보내는 미약한 전류를 두피 등에 부착한 전극으로 판독한 것으로, 말 그대로 파도와 같은 형태로 기록됩니다.

뇌파는 크게 나눠 파장이 짧은 것부터 '베타파', '알파파', '세타파', '델타파'의 4가지 종류가 있습니다. 덧붙여서 알파와 베타의 순서가 반대로 되어 있는 것은 뇌파 연구의 여명기에 한스 베르거(Hans Berger)라는 사람이 최초로 발견한 것이 알파파였기 때문입니다.

알파파는 얕은 잠, 델타파는 깊은 잠

4가지의 뇌파는 기본적으로 파장이 짧을수록 각성한 상태, 길수록 깊은 수면에 빠져 있는 상태일 때 기록되는 것으로 알려져 있습니다.

베타파는 완전히 각성해 있을 때, 알파파는 릴렉스 된 상태에

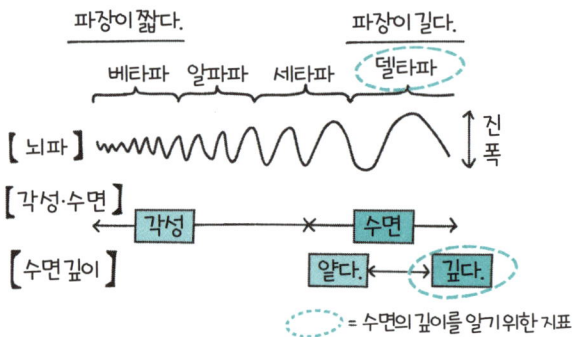

서 아주 얕은 수면일 때 나타납니다. 세타파는 얕은 수면 시에 나타나는 뇌파이지만, 깊은 명상 중에도 볼 수 있는 것으로 알려져 있습니다. 그리고 **수면의 깊이를 알기 위한 지표가 되고 있는 것이 델타파로, 이 값이 클수록 깊고 질 좋은 수면을 취하고 있다고 합니다.**

우선은 대략적이어도 괜찮으니, 위의 그림에 있는 뇌파와 수면 깊이의 관계를 생각해두십시오. 이를 통해 이 책을 보다 잘 이해할 수 있을 것입니다.

뇌파는 사람이든, 동물이든 비교적 쉽게 측정할 수 있습니다. 예를 들어, '엄마에 의해 보금자리로 옮겨지는 새끼 쥐는 델타파를 발산하고 있다'라거나 '격렬한 운동 후의 수면 상태에서는 델타파가 나오기 쉽다' 등의 다양한 관찰 결과가 외적 요인과 수면과의 상관관계를 밝히는 계기가 되어 수면 연구를 발전시켜 왔습니다.

강의

원칙 3
최신 연구에서 밝혀진 '얕은 논렘 수면'의 역할
– 3가지 수면을 구분해서 사용하자

수면에는 크게 '렘 수면', '깊은 논렘 수면', '얕은 논렘 수면'의 3가지 종류가 있고, 각각의 효과가 다릅니다.

1. 렘 수면

렘 수면을 하는 동안 근육은 이완하지만, 뇌는 활발하게 활동하고 있습니다. '렘'이란 'rapid eye movements(급속 안구 운동)'의 약자로, 안구도 활발하게 움직입니다. 꿈을 꾸는 것은 바로 이 렘 수면 때입니다.

최신 연구에서 **렘 수면은 정신을 안정시키거나 인간다운 정서를 생성하는 작용에 크게 관여하고 있다**는 것이 밝혀졌습니다. 또한, 렘 수면이 적으면 다양한 질병에 걸리기 쉬워진다는 연구 결과도 있습니다.

2. 깊은 논렘 수면

깊은 논렘 수면에 대해서는 오래전부터 연구가 진행되어왔으

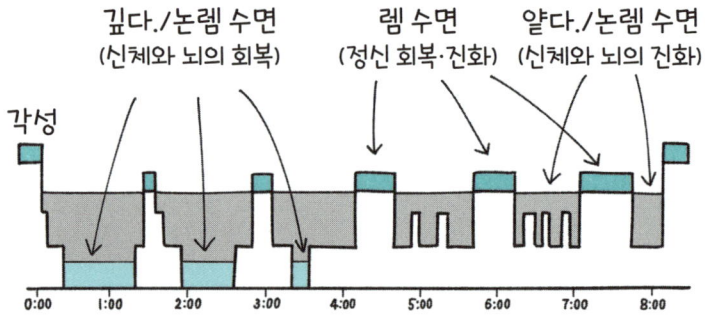

3가지 수면의 효과는 서로 겹쳐 있지만,
모두 중요한 역할을 하고 있다(어느 것도 소홀히 할 수 없다!).

며, **성장 호르몬의 분비를 촉진하고 신체와 뇌를 회복시키는 효과가 있다고 알려져 있습니다.** 생명을 유지하기 위해 빼놓을 수 없는, 가장 기초적인 기능을 담당하는 수면이라고 할 수 있습니다.

3. 얕은 논렘 수면

얕은 논렘 수면은 수면 전체의 절반 이상을 차지함에도 불구하고, 그 효과는 수년간 밝혀지지 않은 상태였습니다. 그러나 최신 연구 결과, **얕은 논렘 수면 중에 나오는 특수한 뇌파가 기억을 장기 기억으로 전환하고 운동신경의 발달에도 관여하고 있다**는 것이 밝혀졌습니다. 신체와 뇌의 '진화'에 중요한 역할을 하고 있다고 할 수 있습니다.

3가지 수면 효과는 서로 겹쳐 있지만, 모두 중요한 역할을 하는 것은 틀림없습니다. **이 책에서 다루는 7가지의 수면 전략 중에는 이 3가지 수면 중 깊은 논렘 수면만을 추구하는 것도 포함되어 있는데, 하나의 전략을 지속하면 부작용을 초래할 수 있기에 주의가 필요합니다.**

> **준비**
>
> **계획 1**
>
> ## 수면 전략을 정하고 달력에 써넣는다
> – 3~6개월 단위, 1~3년 단위의 계획을 세우자

자, 오래 기다리셨습니다. 지금부터는 어떤 수면 전략을 선택하면 좋을지 함께 검토해나가도록 하겠습니다.

7가지 전략을 언제, 어떻게 쓸 것인지가 바로 수면 전략의 핵심입니다.

그 첫걸음으로, 각각 여러분 **자신의 일에 맞춰 '언제, 어느 전략을 도입할 것인가?'를 결정해서 달력에 써넣습니다.**

각각의 전략은 연간 스케줄이나 생활 사이클에 맞춰 3~6개월로 단기간 사용할 수도 있고, 인생의 무대에 맞게 1~3년으로 장기간 사용할 수도 있습니다. **또한, 전략을 전환할 때는 일주일의 이행 기간이 필요합니다**(자세한 내용은 58페이지).

수면 전략의 도입 예

〈예 1〉

- 10~12월의 성수기는 최적의 컨디션으로 장시간 일할 수 있는 '단면 전략'을 활용하고, 1~3월은 '쾌면 전략'으로 심신

의 피로를 풀고 가족과의 관계를 회복시킨다.
- 일조 시간이 긴 6~8월은 '플렉스 수면 전략'으로 아침 5시 30분에 기상한다.

〈예 2〉
- 창업하거나 신규 사업을 시작했을 때, 'ㅇ년 ㅇ월까지'라고 기간을 정해 '단면 전략'을 선택해 다른 모든 것을 희생해서라도 일에 몰두한다.
- 더 높은 단계로 올라가기 위해 1년간은 '긴 잠 전략'으로 자신의 스킬을 높이는 것을 최우선으로 한다.

〈예 3〉
- 자신이나 배우자가 출산 예정이라면, 육아 휴직 기간을 미리 정해두고 각각의 육아 휴직 기간에 '다분할 수면 전략'을 선택해 주도적으로 양육을 담당한다.

자신의 일이나 가족 상황을 파악해서 최적의 수면 전략을 선택하는 것이야말로 비즈니스에서의 치열한 경쟁, 그리고 인생에서 승리하는 가장 좋은 방법입니다.

〈예 1〉 10~12월의 성수기에는 단면, 1~3월은 쾌면,
6~8월은 플렉스 수면으로 5시 반 기상

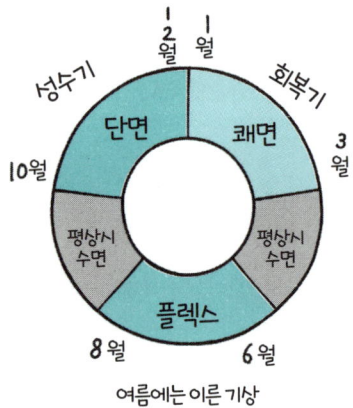

〈예 2〉 창업을 시작해 3년간은 단면, 궤도에 올랐다면 쾌면

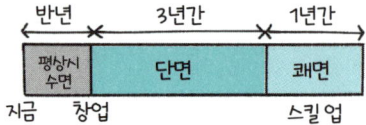

〈예 3〉 부부의 주 양육자 교대

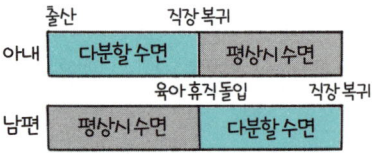

준비

테스트 1

평상시의 수면 상태는 괜찮은가?

– '전략'을 실행하기 위해서는 2가지의 테스트를 통과해야 한다

    7가지의 수면 전략을 좀 더 효과적으로 사용하기 위해서는 먼저 당신의 평상시 수면 상태를 체크해둘 필요가 있습니다. 수면 전략을 잘 활용하기 위한 대전제는 '건강하게 생활할 수 있는 최소한의 수면을 취하는 것'이기 때문입니다. 먼저, 의료기관에서도 사용되고 있는 신뢰성 높은 테스트로 당신의 수면을 확인해봅시다.

    50~51페이지의 **'엡워스 졸음 척도(Epworth Sleepiness Scale)'와 '아테네 불면 척도(Athens Insomnia Scale)'의 2가지 테스트를 한번 체크해보세요.** 소요 시간은 2가지 합쳐서 10분 정도입니다.

    전날 늦게까지 술을 마시거나 했다면 평상시의 상태를 알 수 없기 때문에, 가능한 한 평소처럼 잘 수 있었던 날에 테스트하는 것을 추천합니다.

엡워스 졸음 척도

수면 무호흡증(SAS)은 낮에 강한 졸음을 느끼거나 졸게 되는 경우가 있습니다. '엡워스 졸음 척도'는 낮의 졸음 정도를 조사하는 질문표입니다. 만약 아래 상황이 되었다면 얼마나 꾸벅꾸벅 졸고 있을 것 같습니까? 아래 상황이 된 적이 실제로 없더라도 그 상황이 되면 어떻게 될지 상상하고 답해주시기를 바랍니다. 해당하는 점수(0, 1, 2, 3)를 ○로 표시한 후 그 합계를 내주세요. 이를 통해 수면 무호흡증(SAS)의 가능성을 진단할 수 있습니다.

	어떤 때 졸리나요?	졸릴 때가 거의 없다	종종 졸리다	자주 졸리다	거의 매번 졸리다
1	앉아서 무언가를 읽고 있을 때 (신문, 잡지, 책, 서류)	0	1	2	3
2	앉아서 TV를 보고 있을 때	0	1	2	3
3	회의, 영화관, 극장 등에서 조용히 앉아 있을 때	0	1	2	3
4	다른 사람이 운전하는 차에 1시간 이상 계속해서 앉아 있을 때	0	1	2	3
5	오후에 누워서 잠시 휴식을 취할 때	0	1	2	3
6	앉아서 다른 사람과 대화를 나눌 때	0	1	2	3
7	점심 식사 후(술 없이), 조용히 앉아 있을 때	0	1	2	3
8	앉아서 편지나 글을 쓰고 있을 때	0	1	2	3

합계

[1~4점] : 수면을 잘 취하고 있습니다.
[5~10점] : 수면이 조금 부족합니다.
[11점 이상] : 수면이 굉장히 부족합니다.

아테네 불면 척도(AIS) 불면증의 자기평가

– 과거 한 달간, 적어도 주 3회 이상 경험한 것을 선택해주세요.

1	침대에 누워서 실제로 잠들기까지 시간이 걸리나요?	0	평소보다 잠이 잘 온다.
		1	평소보다 조금 시간이 걸렸다.
		2	평소보다 꽤 시간이 걸렸다.
		3	평소보다 굉장히 시간이 걸렸거나 아예 잠을 이루지 못했다.
2	밤에 자다가 중간에 잠이 깨나요?	0	문제가 될 정도는 아니다.
		1	조금 곤란하기도 하다.
		2	꽤 곤란하다.
		3	심각한 상태거나 아예 잠을 이루지 못했다.
3	원하는 기상 시간보다 일찍 눈이 떠져 그 이후에 잠들 수 없었던 적이 있습니까?	0	그런 적 없었다.
		1	조금 일찍 눈이 떠졌다.
		2	꽤 일찍 눈이 떠졌다.
		3	굉장히 빨리 눈이 떠졌거나 아예 잠을 이루지 못했다.
4	밤에 자는 잠과 낮잠을 합쳐서 수면 시간은 충분한가요?	0	충분하다.
		1	조금 부족하다.
		2	꽤 부족하다.
		3	굉장히 부족하거나 아예 잠을 이루지 못했다.
5	전반적으로 수면의 질은 어떤가요?	0	만족하고 있다.
		1	조금 좋지 않다.
		2	꽤 좋지 않다.
		3	굉장히 좋지 않고 아예 잠을 이루지 못했다.
6	낮 동안 기분은 어떤가요?	0	여느 때와 같다.
		1	조금 별로다.
		2	많이 별로다.
		3	굉장히 기분이 별로고, 전혀 잠을 이루지 못했다.
7	낮 동안 신체적·정신적인 활동은 어떤가요?	0	여느 때와 같다.
		1	조금 저하되었다.
		2	꽤 저하되었다.
		3	굉장히 많이 저하되었다.
8	낮 동안 졸음이 오나요?	0	전혀 안 온다.
		1	조금 온다.
		2	꽤 온다.
		3	굉장히 심하게 온다.

합계 _____

[1~3점] : 수면을 잘 취하고 있습니다.
[4~5점] : 불면증이 조금 의심됩니다
[6점 이상] : 불면증의 가능성이 있습니다.

테스트 결과는 어떤가요?

이 책에서는 '엡워스 졸음 척도'에서는 4점 이하, '아테네 불면 척도'에서는 3점 이하를 합격점으로 보고 있습니다. 두 테스트 모두에서 합격점을 받은 분은 현재 필요한 충분한 수면을 취하고 있고, 7개의 전략을 몸에 익힐 준비가 되어 있는 상태입니다.

> **수면 합격점**
> 엡워스 졸음 척도 : 4점 이하
> 아테네 불면 척도 : 3점 이하

이어지는 웨어러블 디바이스(wearable device) 사용법을 익힌다면, 바로 Chapter 01로 넘어가셔도 좋습니다.

앞으로 새로운 전략을 채택할 때는 현재의 수면 점수를 유지할 수 있는 것을 기준으로 합니다. 어느 한쪽이라도 합격점 미달인 분은 Chapter 01로 넘어가기 전에 먼저 합격점에 도달할 정도의 수면을 취해야 합니다.

53페이지에서는 당신의 수면을 자동으로 측정하고 채점해주는 웨어러블 디바이스를 소개하고 있습니다. 우선, 자신의 수면을 다시 한번 재검점해봅시다.

준비

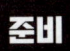

테스트 2

웨어러블 디바이스로 '자신의 수면'을 안다

– 디바이스 점수 '60점 이상'을 목표로 한다

수면 전략을 사용하기 위해서는 자신이 합격점의 수면을 취하고 있는지의 여부를 항상 확인할 필요가 있습니다.

앞에서는 2가지의 테스트로 수면 상태를 조사했지만, **요즘은 스마트 워치 등의 웨어러블 디바이스로 자신의 수면 상태를 쉽게 알 수 있습니다.**

디바이스에서 100점 만점에 60점 이상을 받으면 합격점으로 봐도 무방합니다.

웨어러블 디바이스를 선택할 때의 포인트는?

가장 널리 사용되고 있는 웨어러블 디바이스를 54페이지의 표로 정리했습니다.

수면 측정 및 채점이 가능한 주요 웨어러블 디바이스(2024년 4월 기준)

브랜드	기종	가격	특징
오우라	Oura Ring Heritage	4만 3,000엔~	반지형으로 불편하지 않다. 가격이 비싸다.
애플	Apple Watch SE	3만 4,800엔~	기능이 많지만 배터리 유지에 어려움이 있다. 가격이 비싸다.
가민	vivosmart 5	1만 8,000엔~	기능이 많고 배터리 수명도 길다. 가격은 다소 비싸다.
핏빗	Inspire 3	1만 2,000엔~	신뢰할 수 있다. 앱이 1년 후부터 유료다.
화웨이	Band 8	7,000엔~	값싸고 신뢰도가 높지만, 디자인으로 호불호가 갈린다.
샤오미	Smart Band 8	6,000엔~	기능성이 충분하고, 가격 면에서도 메리트가 있다.

각 기종의 공통점은 수면 중 심박수와 심박수의 변화를 통한 릴렉스 정도를 계측해주는 기능입니다. 스마트폰 앱에도 '수면 측정'이라고 부르는 것이 있지만, 대부분의 숨소리를 체크하지 못해서 정확도 면에서는 웨어러블 디바이스가 압도적으로 위입니다.

저의 추천은 가민입니다. 실제로 저도 일상에서 사용하고 있는데, 이 가민은 스트레스 상태를 실시간으로 측정해줄 뿐만 아니라 체력 상태를 나타내는 '바디 배터리' 수치 표시나 매일 아침, 수면 상태를 자세하게 분석한 '모닝 리포트' 표시 등의 기능이 충실해 무료 앱으로 장시간에 걸쳐서 기록을 확인할 수 있는 것도 매력입니다.

상위 기종은 훈련용 기능이 풍부해 운동하는 이들에게 최적입니다. 몇천 엔이면 구할 수 있는 화웨이, 샤오미 등의 중국 브랜드 제품도 수면을 측정하는 기능에는 문제가 없습니다. 외관이나 화면 디자인 등이 일본인의 감각과는 다소 맞지 않는다고 생각하는 사람도 있지만, 그런 것을 신경 쓰지 않는다면 후보에 넣어둘 수 있을 것입니다.

독자 여러분들께서 많이 소유하고 계실 애플워치는 수면을 100점 만점으로 채점하는 기능이 없어서 애플사 이외의 별도의 앱이 필요합니다. 또한, 매일 수면 측정에 사용하기 위해서는 배터리의 유지 문제도 고려해봐야 합니다.

준비

테스트 3

자기 전 스마트폰을 만지거나 일상복을 잠옷으로 사용하는 것은 수면 방해 요소!

– 기초적인 수면을 개선하는 10가지 포인트

2가지의 테스트에서 평소 수면이 합격점에 도달하지 못한 분이나 웨어러블 디바이스에서 수면 점수 60점 이상이 나오지 않은 분들은 먼저, 다음의 각 항목을 실천해서 기초 수면을 개선해야 합니다.

수면을 개선하는 10가지 포인트

☐ 자기 전에 어깨와 발목 스트레칭을 한다.

☐ 침실을 정돈해 깔끔하게 한다.

☐ 밤에 40~41도의 욕조에 몸을 담근다.

☐ 잠자리에 들기 1시간 전부터, 실내 조명을 약간 어둡게 한다.

☐ 잠자리에 들기 15분 전부터 스마트폰은 금지다. 머리맡에 스마트폰은 두지 않는다.

☐ 잠들기 2시간 전에 따뜻한 물이나 허브티를 마신다(83~84페이지).

☐ 식사는 잠들기 4시간 전에는 끝낸다(82페이지).

☐ 자기 전에 10분간 명상을 한다(119페이지).

☐ 부부의 침대(매트리스)는 각각 따로 사용한다(78페이지).

☐ 실내복보다는 파자마를 입는다(183페이지).

이러한 것들을 하나씩 실행하면서 마찬가지로 수면 시간을 웨어러블 디바이스의 점수로 확인합니다. 몸이 변화에 익숙해지기 전까지는 오히려 수면 점수가 나빠질 수도 있기 때문에 일주일에서 10일간은 계속 이어갑시다.

60점에 도달하지 못한 경우, 스케줄을 이리저리 바꿔보면서 수면 시간을 조금씩 늘려보면 대부분의 분들이 수면이 개선된 것을 실감하실 수 있게 될 것입니다. 수면 개선에 대한 것은 제 저서《일하는 당신을 위한 최고의 수면법》도 참고해주세요.

그래도 나아지지 않는다면, **어떤 강한 스트레스를 받고 있거나 수면무호흡증후군 등, 의료적인 케어가 필요한 상태일 가능성이 있습니다.** 최근에는 동네 의원 등에서도 전용 기기를 대여해 수면 무호흡증 증상의 유무를 높은 정밀도로 조사할 수 있는 '간이 PSG검사'를 실시하고 있으므로 부담 없이 방문해 상담해보시기 바랍니다.

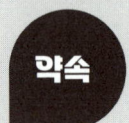

일주일의 이행 기간으로
'틀어진 수면 시간'을 제자리로 돌린다!

앞에서 이야기한 대로 **새로운 수면 전략을 도입할 때는 일주일간의 이행 기간이 필요합니다.** 각 전략의 구체적인 도입 방법은 Chapter 01~07에서 설명하고 있지만, 이행할 때 일주일 정도는 충분한 수면을 취할 수 없고, 최상의 컨디션을 발휘하는 것이 어렵기 때문에 이 시기에는 중요한 스케줄은 잡지 않는 것이 현명합니다.

이행 기간은 단순히 수면 전략을 바꾸는 것뿐만 아니라 '오늘부터 일에 최선을 다한다'라든가 '성수기에 일 중심으로 했으니까 이제는 생활을 즐길 때다'라고 하는 식으로 기분이나 생활 자세도 바꿀 필요가 있습니다. 뒤풀이나 쇼핑, 사우나 등 사람에 따라서 다양한 전환 방법이 있지만, 정신 모드를 단번에 확 바꾸는 것은 사실 꽤 어렵습니다.

이런 경우 '환경을 바꾸는 것'을 추천합니다. 일반적으로 사람은 100km 이상 떨어진 곳에 머물면 심리적으로도 일상에서 분리된 느낌을 가질 수 있다고 알려져 있습니다. 그렇기에 이행 기간에는 꼭 자신의 생활 반경에서 어느 정도 떨어진 곳에 가서 기분을 재충전하도록 합시다.

정해진 시간에 잠들지 못했을 때의 대처법

또 하나, 기초 수면 시기든 어떤 전략을 사용하고 있는 시기든, 우연한 계기로 생활 리듬이 흐트러지는 경우가 있습니다. 예를 들면, 밤 10시에는 자는 습관이 있음에도 불구하고 친구와의 약속으로 심야에 귀가하는 경우나, 재택근무를 기반으로 한 수면 스타일이었는데, 갑작스럽게 출장을 가야 하는 경우 등입니다.

이럴 때는 '**다음 날까지는 반드시 수면 리듬을 회복한다**'라는 것이 철칙입니다. 혹시나 날밤을 새면, 다음 날은 낮이나 저녁에 졸음이 몰려오기 마련이지만 그때 졸리다고 해서 바로 잠들어버리면 뇌가 수면을 요구하는 '수면압'이 떨어져 정해진 시간에 잠들 수 없게 됩니다.

취침 시간이 늦어지면, 당연히 일어나는 것이 힘들어져서 다음 날 다시 졸음이 몰려오고, 그날 밤도 쉽게 잠들 수 없게 되는 악순환에 빠지게 됩니다.

전날의 수면 부족으로 졸음이 몰려와도 선잠은 반드시 25분을 넘기면 안 됩니다. 그 후에는 어떻게든 졸음을 참다가 평소보다 1~2시간 이른 시간에 잠자리에 들어야 합니다.

'선잠은 25분까지만. 정해진 취침 시간까지는 졸음을 최대한 참고 생활 리듬을 원래대로 되돌린다', 이 기본을 절대 잊지 마세요.

Chapter

01

전략 ①

뛰어난 회복력으로 맹렬하게 돌진한다!

마크 저커버그의 '단면 전략'

단면 전략이란?

첫 번째로 소개해드릴 수면 전략은 수면 시간을 1일 5시간 전후로 억제해 활동 시간을 늘리는 단면 전략입니다.

단면 전략을 활용한다면, 단순히 활동할 수 있는 시간이 늘어날 뿐만 아니라, 몸과 마음 모두 '일 모드'에 들어갈 수 있으며, 보통이라면 생각할 수 없을 정도의 높은 텐션과 집중력으로 많은 양의 일을 척척 해낼 수 있습니다.

페이스북(현 Meta)의 마크 저커버그, 앙겔라 메르켈 전 독일 총리, 파나소닉 창업자 고(故) 마쓰시타 고노스케 등, 셀 수 없을 정도로 많은 성공한 사람들이 이 전략을 활용하고 있었던 것에서 알 수 있듯이, 학교를 졸업하고 갓 취업한 사회인이나 창업 직후 등, 인생의 전환기에 큰 성과를 잡고 싶은 사람에게 꼭 필요한 전략이라고 할 수 있습니다.

단면 전략을 통해 우선 낮 동안의 활동 시간을 늘릴 수 있습니다. 또한, 올바른 단면을 실시하면, 수면 부족으로 멍해지는 일도 없고, 항상 풀 파워로 계속 일할 수 있게 됩니다.

게다가 단면은 뇌 내 흥분성 신경전달물질인 도파민과 아드레날린 분비를 대폭으로 촉진시킵니다.

그 결과, **단순히 오래 일할 수 있을 뿐만 아니라 집중력이 높아지고, 많**

은 일을 적극적으로 해낼 수 있게 됩니다.

깊은 논렘 수면이 가진 회복 효과를 온전히 사용하기 때문에 전날의 피로를 완전히 회복해 피로가 다음 날까지 이어지게 하는 일도 없습니다.

수면 부족이나 피로 축적으로 고민하는 사람은 지금 바로 단잠을 사용하면, 피로감을 없애고 일의 성과도 크게 올릴 수 있을 것입니다.

하지만 그저 수면 시간을 짧게 하는 것만으로는 능력을 발휘할 수 없을뿐더러 그저 집중할 수 없는 상태에서 늘어지게 될 뿐이기에 그다지 의미가 없습니다.

올바른 단면을 실시함으로써 목적대로 뇌 속 물질(도파민, 아드레날린)을 분비시켜 뇌를 '각성 모드'로 전환하고, 그 상태에서 장시간 일해야 단면 전략의 효과가 발휘되는 것입니다.

단면은 어떤 사람에게 적합할까?

단면 전략은 다음과 같은 상황의 사람에게 최적의 수면법입니다.

단기적으로는

- 바쁜 시기에 일을 척척 처리하고 싶은 사람
- 평범하게 해서는 감당할 수 없을 정도로 일이 밀려 있는 사람
- 효과가 약하고 서툴러도 횟수를 거듭하다 보면 언젠가는 성공할 수 있는 어떤 도전을 해야 하는 사람
- 정해진 목표를 온 힘을 다해 달성하고 싶은 사람
- 절대로 지고 싶지 않은 라이벌이 있는 사람
- 사생활을 희생해서라도 열심히 일하고 싶은 사람
- '이 정도의 일을 해냈다'라는 기록을 세울 필요가 있는 사람
- 낡은 방식을 고수하는 상사에게 마음에 들 필요가 있는 사람
- 수험이나 자격시험 전, 벼락치기를 해야 하는 사람

장기적으로는

- 사업을 시작한 지 얼마 되지 않아 회사가 성장 궤도에 오를 필요가 있는 사람
- 인생을 건 승부를 앞둔 사람

- 신규 프로젝트를 이제 막 시작한 사람
- 억만장자를 목표로, 지금 하는 일에 온 힘을 다하고 싶은 사람
- 그 어떤 때보다 활력과 활동력이 요구되는 상황에 처한 사람
- 조기 은퇴를 목표로 정해진 기간에 맹렬히 돈을 모으고 싶은 사람

단면은 일에 몰두해서 최대한의 성과를 얻고 싶을 때, 최적의 수면 전략입니다. 인생에서 가장 중요하다고 여기는 시기에 반드시 당신을 도와줄 것입니다.

Case Study ①

회사 임원 **미츠이 씨(가명·50대 남성)의 단면 전략**

미츠이 씨는 회사원이었던 30대 후반, 퍼스널 트레이너로서 창업을 목표로 했습니다. 2년 동안 단면 전략을 실행해 첫 1년 동안에 자격증을 취득하고, 두 번째 해에는 투 잡으로 트레이너를 시작했습니다.

오전 2시에 취침하고 오전 5시 30분에 기상해 수면 시간은 3시간 30분이었지만, 일찍 하루를 시작하며 일을 처리했을 뿐만 아니라 점심시간에 25분간의 선잠을 통해 낮 동안의 활동력을 유지하며 능력을 발휘해 회사에서도 높은 평가를 받았습니다.

이른 아침에는 가져간 회사 일이나 집안일을 하고, 오전 8시에 출근해 오후 6시까지 업무를 한 후, 오후 7시부터 잠들기까지의 7시간이 공부와 부업 시간이었습니다.

미츠이 씨는 자신이 목표한 대로, 단면을 시작해 2년 만에 회사와 단면, 2가지 모두 성공을 거뒀고, 반년 후에는 회사원 시절의 수입을 넘어, 2년 만에 업계 톱 클래스의 포지션과 수입을 얻었습니다. 이후 트레이너로서의 폭을 더욱 넓혀 지금은 회사 경영자로서 활약하고 있습니다.

전략 ① 마크 저커버그의 단면 전략

> 효과

효과 ① 활동 시간이 늘어난다

단면의 장점으로는 가장 먼저, 일에 활용할 수 있는 시간이 느는 것을 들 수 있습니다.

일본 의약품 제조업체 다이이치산쿄 헬스케어가 진행하는 '1년에 한 번 있는 수면 진단 운동'에서는 2023년, 일본 직장인들의 평균 수면 시간은 6시간 9분이라고 발표했습니다.

그렇다면, ==단면 전략으로 수면 시간을 5시간으로 단축하면 활동할 수 있는 시간은 하루 1시간 9분 늘어난다==는 계산이 나옵니다.

게다가 ==단면 전략을 올바르게 실행한다면, '잠을 자지 않으면서도 침대에 있는 시간'이 대폭 줄어듭니다.== 자기 전에 침대에서 스마트폰을 보거나 아침에 일어날 때 알람의 '스누즈' 버튼을 누르면서 2~3번 다시 눈을 감는 일을 없도록 함으로써 ==낮의 활동 시간을 하루당 2시간 이상 늘리는 것이 이 전략의 목표입니다.==

하루에 활동할 수 있는 시간이 2시간 늘어나면, 한 달로 생각해보면 60시간이기에 2.5일분, 활동할 수 있는 시간이 늘어난다는 계산이 되어 효과는 대단히 큽니다.

게다가 뒤에서 설명하는 것처럼 부족한 수면을 주말에 몰아서 잘 필요가 없어집니다. 그 결과, ==주말에도 무리 없이 단면을 계속할 수 있게 되어 '주말 아침에는 늦은 시간까지 푹 자는' 사람에 비해 휴일

동안 하루 4시간이나 되는 활동 시간을 더 가질 수 있습니다.**

이를 한 달로 환산해보면, 주말만으로 32시간 이상 플러스 되는 것입니다. 평일 하루 2시간과 더하면 무려 약 한 달간 76시간 이상의 활동 시간을 축적할 수 있게 되는 것입니다.

말 그대로, '시간은 스스로 만드는 것'이라는 격언을 실현할 수 있는 것이 바로 단면입니다.

효과② 회복 효과를 극대화할 수 있다

올바른 단면을 실천하면, 잠이 든 직후부터 급격히 깊은 잠에 빠져 3가지 수면 주기 중 하나인 '깊은 논렘 수면'이 오랜 시간 지속됩니다.

앞에서 깊은 논렘 수면은 성장 호르몬 분비를 촉진하고, 피로 회복에 효과가 있다고 설명했습니다.

단면은 수면 시간의 대부분을 깊은 논렘 수면으로 만드는 전략이며, 달리 표현하면 '회복 효과에 집중한 전략'이라고 할 수 있습니다.

단면이 가져오는 '긴 활동 시간'과 '격렬한 활동' 등으로 지친 육체를 가장 효율적으로 회복시켜주는 것도, 역시 단면입니다.

다른 2가지 수면(렘 수면과 얕은 논렘 수면)이 줄어드는 것에 따른 영향은 뒤에서 이야기하겠지만, 어쨌든 단면은 '회복' 부분에서는 가장 뛰어난 효과를 발휘하기에 그날의 피로를 다음 날 이후로 넘기는 일이 없습니다.

수면 부족이 축적되어 몸과 마음에 영향을 끼치는 '수면 부채'가 일어나기 어려운 점은 주말에도 무리 없이 단잠을 계속할 수 있는 결과로 이어집니다.

효과 ③ 평소에는 상상할 수 없는 힘을 발휘할 수 있다

단면을 계속 취하게 되면, 아드레날린, 도파민이라는 2가지 뇌 내 물질이 증대한다는 연구 결과가 있습니다.

아드레날린은 '투쟁과 도주의 호르몬'이라고 불립니다. 생명체가 생명의 위기에 처하거나 병에 걸렸을 때 분비되는데, 뇌를 흥분시키거나 근육에 대량의 혈액을 공급해 빠르게 움직일 수 있도록 하거나 통증이나 피로를 덜 느끼게 하는 기능이 있습니다.

단면으로 아드레날린 분비를 늘림으로써 생명의 위기에 처했을 때와 마찬가지로 심신이 폭발적인 힘을 발휘합니다. 의도적으로 절박한 환경인 것처럼 꾸며, 평소에는 상상할 수 없을 정도의 강력한 활동력으로 일할 수 있게 됩니다.

효과 ④ 집중력이 향상된다

도파민은 '의지'나 '의욕'에 크게 관련이 있는 신경 전달 물질입니다. 집중력을 높이거나 긍정적인 사고를 할 수 있도록 돕는 것으로도 잘 알려져 있습니다. 도파민이 늘어나면 어려운 일에도 의연하게 맞설 수 있게 됩니다.

'나한테는 벅찬 일일지도 몰라'라고 시작도 하기 전에 뒤로 물러서거나 '저 고객과는 성사되기 어려울 것 같아' 하고 주눅 들어 있는 등의 부정적인 감정을 날릴 뿐만 아니라 긍정적인 사고로 나아갈 수 있게 하는 강한 정신력을 손에 넣을 수 있습니다. '그 사람에게는 지고 싶지 않다'라는 강한 마음을 통해 일에 대한 집중력도 높아져서, 다른 어떤 것에도 신경 쓰지 않고 묵묵히 업무를 계속 처리할 수 있게 됩니다.

앞서 설명한 대로, 성공한 경영자의 대부분이, 승부의 시기에 단면 전략을 취하고 있었던 것은 잘 알려져 있습니다. 단면 전략은 인생에서 어떻게든 결과를 내야 할 때나 최대한의 노력을 해야 할 때, 꼭 필요한 전략입니다.

전략 ① 마크 저커버그의 단면 전략

실천

단면 전략을 위한 사전 준비 1

몸보다 위에 있는 불빛은 모두 제거한다

– 당신의 침실을 '슈퍼 회복 룸'으로 만들자

그러면, 여기에서는 **단면 전략을 효과적으로 실현하는 구체적인 방법을 알아보도록 하겠습니다. 단면 전략을 효과적으로 실현하기 위해 무엇보다 중요한 것은 수면의 질을 최대한 높이는 것입니다.**

침실은 그저 잠을 자는 곳이 아닙니다. 하루의 피로를 풀고, 다음 날을 대비하는 '슈퍼 회복 룸'이라고 생각합시다. 이를 위해 양질의 수면에 방해가 되는 것을 철저히 없앱시다.

과하게 할 필요는 없지만, 자신의 가치관 속에서 수면의 우선순위를 올리는 것이 중요합니다. 수면 환경을 조성하는 과정에서 '잠=회복'이라는 점을 강하게 의식하며 침실에 들어가면, 빠르고 신속하게 몸이 잠들기 쉬운 상태로 전환됩니다.

창문으로 들어오는 빛을 전부 막는다

먼저, 침실의 '빛'을 살펴봅시다.

사람은 눈을 감고 있어도 눈꺼풀 너머로 빛을 느낍니다. 자고 있다가 누군가가 방에 불을 켜는 바람에 잠에서 깬 경험, 모두 있으시지요? 그렇기에 자기 몸보다 위쪽에 있는 빛을 하나씩 없애봅시다.

커튼은 빛을 차단하는 효과가 높은 암막 커튼으로 해야 합니다. 기장도 좀 길어야겠죠. 상부 틈새에서 빛이 새는 것을 방지하기 위해 커튼 레일을 푹 덮는 레일 박스도 설치하는 것이 좋습니다.

전략 ① 마크 저커버그의 단면 전략

취침 전에 실내의 빛을 체크하자!

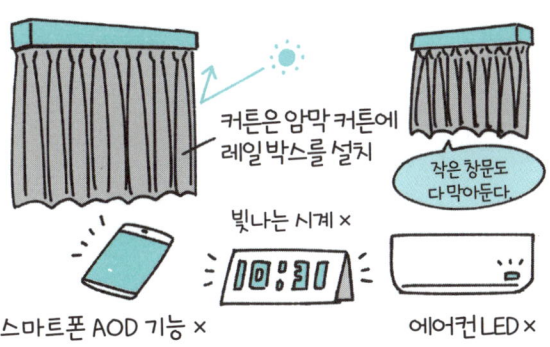

천장이나 벽에 작은 창문이 있으면 잊지 말고 꼭 막아둡니다. 늘 빛나는 LED 타입의 디지털 시계가 아닌, 아날로그 벽시계나 달력을 사용합니다.

스마트폰의 밝기도 최소한으로 조정하고 **에어컨이나 전등의 스위치, 공기청정기 등에 붙어 있는 작은 LED 등도 테이프로 확실하게 막아둡니다.**

빛이 눈에 바로 들어오지 않는 불빛의 경우, 너무 밝지 않으면 괜찮습니다. '너무 컴컴하면 잠이 들지 않는다'라는 사람이라면, 무드등 등의 간접조명을 눈 위쪽이 아닌, 바닥에 설치해서 켜는 정도라면 괜찮습니다.

실천

단면 전략을 위한 사전 준비

2

노이즈 캔슬링 스피커를 설치한다

– 소리만 개선해도 얻을 수 있는 수면 효과

다음은 소리입니다.

소리도 빛과 마찬가지로 질 좋은 수면을 방해하는 큰 요소입니다. 다만, 소리를 느끼는 방법은 개인차가 크기에, '소리는 전혀 신경 쓰이지 않는다' 하는 사람은, 그렇게까지 공들여서 소리 대책을 마련하지 않아도 괜찮습니다.

하지만 지금까지 소리로 인해 잠에서 깨거나 잠이 드는 것에 어려움을 느낀 적이 있는 사람은 충분한 소리 대책이 꼭 필요합니다.

우선 간단하게 활용할 수 있는 대책으로, 귀마개를 사용해보시기 바랍니다. 귀마개에는 다양한 크기와 기능이 있기에, 몇 가지 시도해 보고 자신에게 맞는 것을 선택합시다.

소리의 발생 원인은 다양하지만, 단독주택의 경우는 야외 소음, 아파트의 경우는 옆집의 생활음이나 위층의 발소리가 신경 쓰이는 경우가 많을 것입니다.

야외에서 나는 소리를 막으려면 두꺼운 커튼이 효과적입니다. 그래도

전략 ① 마크 저커버그의 단면 전략

막을 수 없는 경우, 창문을 이중 유리로 바꾸는 방법도 있습니다.

아파트 옆집이나 위층에서 나는 소리를 방지하기 위해서는 방음 패널이 효과적입니다. 업체에 방음공사를 부탁하면 상당한 금액이 소요되는데, 방음 패널을 사와서 직접 붙인다면, 몇만 엔 정도에서 해결할 수 있습니다.

방에 두면 신경 쓰이는 소리를 막아주는 **'노이즈 캔슬링 스피커'** 같은 상품도 있습니다. 고급 이어폰에서 사용되고 있는 기능을 발전시킨 것으로, 주변에서 들리는 소음을 반대 위상의 소리로 겹쳐 내보내 소리를 상쇄시키는 원리입니다.

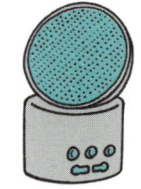

노이즈 캔슬링 스피커

가족이 있다면, 침실을 따로 하는 방법을 활용

이러한 대책으로도 소리를 막을 수 없는 경우는 침실을 이동하는 방법을 검토할 필요가 있습니다.

집 안에 옆집이나 위층, 야외의 소음이 덜 들리는 방이 있다면, 일시적으로 그곳을 침실로 만드는 방법도 좋습니다.

혼자 살거나 임대 거주하시는 분이라면 차라리 이사하는 것도 한 가지 방법입니다. 단면으로 얻을 수 있는 장점을 생각하면, 이사 비용이 저렴할 수도 있습니다.

　가족과 같은 방을 쓰는 경우, 코 고는 소리 등이 신경 쓰인다면, 앞서 소개한 노이즈 캔슬링 스피커가 어느 정도 도움이 되지만, 효과를 실감할 수 없다면, 단면 전략을 행하는 기간만이라도 침실을 따로 사용하는 방법을 활용하는 것도 추천합니다.

　무엇보다 중요한 것은 대화를 통해 단면 전략을 행하고 싶은 이유와 그 기간을 설명한 후, 가족들의 이해와 양해를 얻는 것입니다.

전략 ① 마크 저커버그의 **단면 전략**

실천

단면 전략을 위한 사전 준비

3

뒤척이기 쉬운 침구를 고른다

– '저반발' 매트리스는 숙면을 방해할 수도 있다

이어서 '침구' 선택입니다.

먼저 매트리스는 바닥에 직접 깔고 잘 경우, 두께가 10cm 이상 되는 것을 선택합니다. 너무 얇으면 겨울철에 바닥으로부터의 냉기를 막을 수 없어 잠을 방해하는 요인이 되기 때문입니다. 두께가 부족한 경우, 아래에 두꺼운 요 등을 까는 것으로 보충할 수 있습니다.

사이즈도 중요합니다. 가능하면 1인이어도 싱글이 아닌 세미 더블 사이즈를 사용해주세요. 두 사람의 경우, 더블 매트리스에 자는 것은 추천하지 않습니다. 뒤척이기 쉽도록 하는 것이 이 조건의 목적입니다. 이는 근육의 피로를 풀어줄 뿐만 아니라 숙면을 취할 수 있도록 합니다.

한편, **뒤척이기 쉽도록 침구에 신경 쓴 프로선수용 고급 매트리스는 일반인에게는 너무 단단할 수도 있습니다.**

매트리스의 단단한 정도는 일반적인 체격을 가진 사람의 경우, '약간 단단한 정도' 정도로, 작고 가벼운 분은 '보통' 정도를 기준으로 하는 것이 좋습니다. 몸이 가라앉는 '저반발 타입'은 몸의 뒤척임을 방해할 수도 있기 때문에 그다지 추천하지는 않습니다.

참고로 최근에는 고반발임에도 부드러우면서 뒤척이기 쉬운 다층 구조의 매트리스가 나오고 있어 좋은 평판을 받고 있습니다.

간절기에는 여러 개의 이불을 준비한다

이어서 이불에 관해 이야기하려고 합니다. **중요한 것은 실온에 맞춰서 이불을 선택하는 것입니다.** 환절기는 날에 따라 덥거나 춥다고 느끼기 쉽기에 손에 닿는 곳에 몇 가지 종류의 이불을 준비해두고, 자면서 바로바로 바꿔서 덮을 수 있도록 합니다.

두꺼운 이불, 얇은 이불, 담요 등을 준비해두고 교체하거나 2가지를 조합하는 하이브리드 식을 추천합니다.

실천

컨디션 관리 1

'술을 마시는 것은 ○시까지'라고 정해둔다

― 알코올은 편안한 호흡을 방해하는 요인이 된다

    수면을 위한 환경 조성은 이것으로 충분합니다. 다음은 자신의 몸 상태를 정돈할 차례입니다.

    '자기 전에 마시는 술'이나 '나이트캡'[10]이라는 말이 있듯이, 술은 예전부터 잠이 들기 쉽게 하기 위한 도구로 여겨졌습니다. 하지만 음주는 잠을 방해하는 요인이 되기도 합니다.

    사람은 깊은 잠이 들면 심박수가 크게 떨어지는데, 알코올은 심박수를 올리기 때문에 깊은 잠을 방해합니다. 또한, 입이나 목의 근육이 이완되고 혀의 뿌리가 목구멍으로 빠져 코를 골기 쉬워져 원활한 호흡을 할 수 없습니다. 요의를 자주 느끼게 되어 한밤중에 일어나 화장실에 가게 되는 것도 문제입니다. 이처럼 수면하는 데 있어서 술은 장점보다 단점이 더 크다고 할 수 있습니다.

    술을 마시지 말라는 것이 아닙니다. **중요한 것은 '마시는 시간대'와 '마시는 양'**입니다. 수면을 취할 때 술의 영향이 몸에 너무 남지 않도록 술은 이른 시간에 마시도록 합시다. 술을 마시며 식

---

10) 나이트캡(Nightcap)은 취침 전에 술을 마시는 행위를 뜻합니다. ― 역자 주.

사하는 반주의 경우 2차, 3차까지 이어지며 과음을 하는 것이 아니라, 초반에 제대로 분위기를 띄운 후 이른 시간에 빠져나오는 것을 추천합니다.

알코올의 영향은 개인차가 크기에 '음주는 잠들기 몇 시간 전까지'라고 일률적으로 말하기는 어렵습니다. 개중에는 잠들기 전, 적당량의 술이라면 잠에 악영향을 주지 않는 사람도 있을 것입니다.

웨어러블 디바이스로 자신의 수면의 질을 확인하고 수면에 악영향을 주지 않는, 시간과 양 등의 음주 범위를 확인해봅시다.

실천

컨디션 관리 2

취침 1~2시간 전에 따뜻한 면류를 먹는다

– 무거운 식사는 취침 4~5시간 전까지만 한다

식사 타이밍도 수면에 큰 영향을 끼칩니다.

먹은 것을 다 소화하지 못하고 체내에서 소화가 계속되면 심박수가 떨어지기 어려워 깊은 잠에 들지 못합니다. 또한 위와 장이 계속 활동하는 것 역시 잠을 방해하는 요인입니다.

소화에 걸리는 시간은 음식에 따라 다르지만, 보통 탄수화물 등의 소화가 잘되는 것이 1~2시간 정도, 고기나 지방은 4~5시간 정도 걸린다고 합니다.

제대로 된 고기 요리나 튀김 등을 먹을 때는 취침 4~5시간 전에 식사를 끝낼 수 있도록 해야 합니다.

취침 전 식사 기준

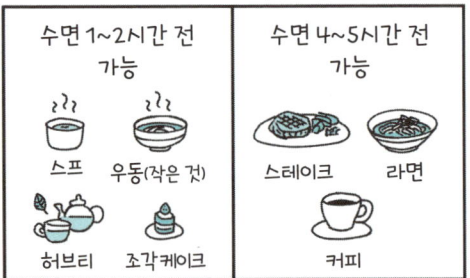

82 하루의 휴식을 최고의 성과로 바꾸는 수면 전략

한편, 의외로 쾌적한 수면에 도움이 되는 것이 취침 1~2시간 전의 간단한 식사입니다.

저녁 식사를 일찍 하면 막상 자려고 할 때, 배에서 꼬르륵 소리가 나서 잠을 잘 수 없는 경우가 있지요. **그럴 때 추천할 만한 것이 따뜻한 면류입니다.**

잠들기 위해서는 일단 올린 체온을 쑥 내리는 것이 중요합니다. 따뜻한 면류는 국물을 마심으로써 몸을 따뜻하게 하는 효과가 있고, 적당량의 당질이 졸음을 유도해줍니다.

단, 과식은 금물입니다. 다 소화하지 못하면 잠에 방해가 될 뿐만 아니라, 당질을 너무 많이 섭취하면 수면 중에 저혈당 상태가 되어 심박수가 떨어지기 어려워질 수 있습니다.

술과 마찬가지로 적당량은 사람마다 다르지만, 저 같은 경우는 컵라면을 반 정도 먹는 것이 딱 좋은 것 같습니다.

커피, 홍차는 피한다

체온을 올리고 당질을 섭취한다는 의미에서 **'허브티와 소량의 디저트' 조합도 추천합니다.** 하지만 커피나 홍차는 카페인의 악영향이 있으니 피해주세요.

저는 카모마일 티와 함께 작은 케이크를 아내와 반반씩 먹는 경우가 종종 있습니다.

여러분도 뒤에서 소개하는 것과 같이 웨어러블 디바이스를 사용해서 수면의 질을 확인하면서 자신에게 적당한 간식의 분량이나 조합을 찾아보세요.

단, 이것은 쾌적한 수면을 위한 방법으로, 체중 증가는 각자가 충분한 주의를 기울이기를 바랍니다.

실천

단면 실행 1

지금보다 30분 일찍 일어난다

– 졸음이나 나른함이 없다면, '30분 더' 수면을 단축한다

단면을 실천할 준비는 모두 마쳤습니다. 이제 단면 5시간을 목표로 실행해봅시다.

하지만 지금까지 수면 시간이 길었던 사람이 갑자기 수면 시간을 줄이는 것은 위험합니다. 한 가지씩 단계를 밟아나갑시다.

수면 시간을 줄여나갈 때의 규칙은 다음의 3가지입니다.

- 단축은 30분씩 한다.
- 기상 시간을 앞당겨 조절한다.
- 웨어러블 디바이스로 수면의 질을 확인하면서 진행한다.

우선은 수면 시간을 지금보다 30분 정도 줄입니다. **단축은 '30분 늦게 자는 것'이 아니라 '30분 일찍 일어난다'를 포인트로 잡고 진행해주세요.**

취침 전에는 몸도 뇌도 피로하고 회복이 필요한 상태입니다.

전략 ① 마크 저커버그의 단면 전략

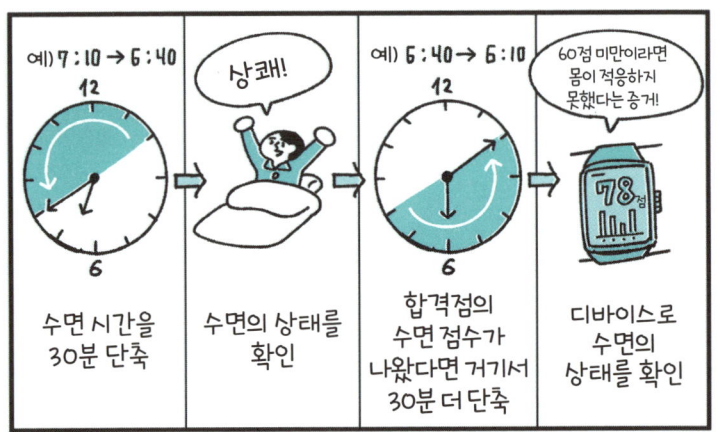

단면은 폭발적으로 일을 하기 위한 전략이기에 피로한 상태에서 활동 시간을 연장한다고 해도 효과는 미미합니다.

심신이 회복된 아침 시간을 늘려야 단면의 효과를 볼 수 있습니다. 많은 사람이 잠을 30분 줄이면 낮에 졸음이나 나른함을 느낍니다. 이는 몸이 새로운 수면 시간에 적응하는 데 시간이 걸리기 때문입니다.

제대로 수면을 했는지 확인하는 포인트는 눈을 뜬 직후의 상태를 체크하는 것입니다. 잠에서 깬 직후 상태를 명확하게 관찰해 강한 졸음이나 나른함 등의 악영향이 없다면 거기서 30분 더 단축합니다.

이상적인 것은 1시간 이상의 깊은 잠

웨어러블 디바이스에서 수면 점수를 확인하는 것도 잊지 말아야 합니다. **60점 미만이라면 몸이 새로운 수면 시간에 적응하지 못하고 있다는 증거입니다.**

또한, 수면의 자세한 내용을 보면서 깊은 잠이 최소 3시간 이상으로 측정되어 있으면, 짧아도 질 좋은 수면을 하고 있다는 것입니다. 이것을 반복해서 천천히 서두르지 않고 5시간 수면을 목표로 합니다.

낮에 강한 졸음을 느끼거나 웨어러블 디바이스를 통해 수면의 질이 떨어지고 있는 것이 보인다면, 이는 위험 신호이므로 수면 시간을 원래대로 되돌립니다. 어디까지나 일을 위한 전략이기에 소중한 당신의 건강을 희생하는 것은 추천하지 않습니다.

반대로 '오늘부터 5시간만 자겠다'라고 결심하자마자 바로 쭉 행할 수 있는 사람도 있습니다. 그런 분은 본래 쇼트 슬리퍼(short-sleeper)의 경향이 있는데, 지금까지 좀 많이 잔 것일지도 모릅니다.

실천

단면 실행 2

낮 시간의 선잠은 필수!

– 점심시간에 5~10분의 '파워 낮잠'을 취한다

단면 실천에서 절대로 빠뜨릴 수 없는 것이, 낮에 취하는 '낮잠(선잠)'입니다.

수면 시간을 줄이면 당연히 깨어 있는 시간이 늘어납니다. 뇌는 계속 각성하게 되면 서서히 기능이 저하되기 마련인데, 낮잠으로 각성을 나누면 회복을 촉진하고 높은 활동력을 유지할 수 있습니다. 또한, 오래 각성하고 있으면 수면이 충분해도 졸음이 쏟아지는데, 이것 역시 낮잠에 의해 해소할 수 있습니다.

기본이 되는 것은 15~25분간의 '파워 낮잠'입니다. 한꺼번에 많은 시간을 낼 수 없을 때는 10분 정도의 '미니 낮잠'도 괜찮습니다. 점심시간 등을 활용해 낮잠을 하루에 최소 1번 정도 잡니다. 2~3회 자는 것도 괜찮습니다.

물론 낮잠을 자라고 해도, 처음에는 사무실에서 잠을 자는 것이 어렵게 느껴질 것입니다. 정말 잠이 드는 것이 최선이지만, 귀마개와 안대로 소리와 빛을 차단하는 것만으로도 효과는 충분히 기대할 수 있습니다.

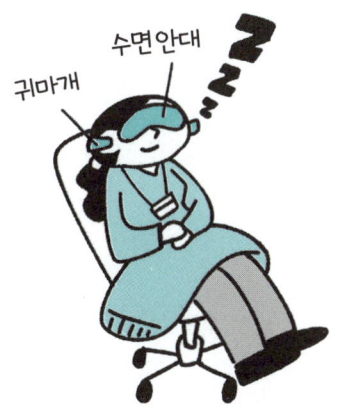

여기서 사용하는 귀마개나 안대는 자신에게 맞는 것이라면, 100엔 숍 등에서 팔고 있는 상품으로 충분합니다.

직장에서 낮잠을 자는 경우, 상사나 동료의 양해를 미리 받아두는 것이 중요합니다. 아직도 우리 사회는 '졸거나 낮잠을 자는 것은 나쁜 것'이라는 인식이 강하기 때문에 '잠은 단순한 휴식이 아니라 뇌를 회복시키기 위해 필요하다'라는 것을 설명해야 합니다. **하지만 이해를 얻지 못하는 경우는 비어 있는 회의실이나 회사 근처 카페, 영업용 이동 수단 등 회사 사람의 눈에 띄지 않는 곳에서 낮잠을 자는 것도 방법입니다.**

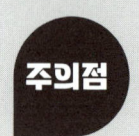 **주의점**

창의적인 작업에는 적합하지 않다

단면은 성수기에 바짝 일을 처리하고 싶은 분들을 위한 전략이라고 설명했습니다. 활동 시간이 증가함과 동시에 도파민과 아드레날린의 분비가 촉진되기 때문이지요.

도파민과 아드레날린의 강한 자극으로 '발등에 불이 떨어진' 상태의 집중력을 발휘해 눈앞의 과제만을 바라보며, 평소에는 생각할 수 없을 정도의 업무량을 처리할 수 있습니다.

그런데 이 상태는, <mark>주위를 냉정하게 살펴서 냉정한 판단을 내리거나, 창의적이고 참신한 아이디어를 생산해내는 일에는 전혀 적합하지 않습니다.</mark>

테슬라와 X(옛 트위터)를 이끄는 천재 경영자 일론 머스크(Elon Musk)는 예전에는 5시간만 자고 활동한다고 알려졌습니다. 그러나 어느 시기부터는 '판단력이나 상상력이 떨어진다'라며 수면을 6시간으로 늘렸습니다.

일론 머스크 정도의 위치가 되면 단순히 업무량을 해내는 것뿐만 아니라, 모든 방면에서 최적을 실현하기 위한 고급스러운 판단이나 독창적인 발상도 불가결합니다. 짧은 잠을 실천한 후, 훗날 그것을 버린 일론 머스크의 결단을 통해 단면이 불러일으키는 일 모드와 그렇지 않은 모드, 양쪽 다 필요하다는 것을 알 수 있습니다.

　단지 업무량을 해내는 사람이 되지 않도록, 적당한 시기에 전략을 전환해, 자신의 레벨 업을 목표로 하는 것도 중요합니다. 저 자신 역시 단면을 통해 곁눈질도 하지 않고 최대한의 출력으로 일에 몰두할 수 있었던 반면, 세세한 실수가 증가했던 경험이 있었습니다. 신세를 지고 있던 중요한 분에게 연락하는 것을 잊어버리거나 더블 부킹을 해버리거나 한 경우도 많아 단면을 지속하는 것은 업무상 인간관계에 나쁜 영향을 줄 가능성이 있습니다.

　엄청난 효과가 있는 반면, 세세한 단점이 있다는 것 역시 확실히 인식하고, 스스로 의식적으로 실수를 하지 않도록 유의해야 합니다.

사생활에는 마이너스 요소가 될 수 있다

　도파민이나 아드레날린이 활발한 상태에서는 일반적으로 공격적인 경향이 강해지는 것으로 알려져 있습니다. 이로 인해 업무상으로는 장점도 크지만, 사생활에서는 마이너스적인 면 역시 생기게 됩니다.

　예를 들어, 파트너에게 공격적인 언행을 취하거나 상냥함이나 배려가 부족하게 되는 것이 도파민과 아드레날린 악영향의 대표적 예입니다.

지금까지 많은 상담을 받아왔지만, 단면으로 공격성이 증가한 시기에, 연인이나 배우자와 헤어진 분들이 매우 많은 것이 현실입니다.

사생활에의 악영향을 막기 위해서 필요한 것은, '단면으로 일 모드가 된 자신은 공격성이 높다'라는 자각을 항상 갖는 것입니다. 상대에 대한 언행이 공격적으로 되지 않도록 주의를 기울이는 동시에 사전에 그 점에 관해 상대에게 충분히 전달하고 이해를 구하는 것도 필요합니다.

'결혼이나 연애와 일을 양립시키기 위해 단면 전략을 활용한다'라는 분도 있지만, 상대와 신뢰 관계를 쌓는 데 적합한지, 아닌지를 생각해보면 단면 전략은 별로 추천할 수 없습니다.

지속하지 않아야 한다

'행복 호르몬'이라고 하는 단어로 미디어 등에서 자주 등장하는 체내 물질로 세로토닌이 있습니다. 세로토닌은 도파민이나 아드레날린의 폭주를 억제하는 역할이 있어 단면으로 인해 도파민과 아드레날린의 분비가 활발해지면 세로토닌이 충분히 작용하지 않게 됩니다.

단면을 취하는 동안에는 도파민의 효과로 두근두근 설레는 고양감은 얻기 쉬운 반면, 세로토닌이 가져다주는 편안하고 마음이 편안해지는 행복을 느끼는 경우가 적어지는 경향이 있습니다.

단기간이라면 문제가 없지만, 이 상태가 오래 계속되면, 항상 슬픈 기분을 느끼게 되는 등, 정신이 안정되기 어려워집니다(94페이지 그림). 최악의 경우, 자살을 생각하게 되는 사람도 있기에, 지나친 단면은 위험합니다. 의도적으로 세로토닌을 배출하려면 명상 등의 습관을 들이는 것이 효과적입니다. Chapter 02에서 명상 방법을 간단히 설명하고 있기에 그 부분도 참고하시길 바랍니다.

또한, 도파민 과다 상태에 익숙해지면 사람은 더 강한 자극을 요구하게 된다고 합니다. 한 사람의 이성으로는 성에 차지 않는 사람이나 이미 고급 외제 차나 고급 손목시계를 가지고 있음에도 점점 더 많이 구입하려는 사람은, 이 상태에 빠져 있을 가능성이 큽니다.

최신 수면 연구에서도 단면의 위험이 밝혀지기 시작했습니다. 단면은 취침 후 신속하게 깊은 논렘 수면 상태가 되는 것이 특징입니다. 이는 반대로 생각해보면 렘 수면 시간이 짧다는 말이 됩니다.

단편 전략으로 인해 빠져들기 쉬운 '불안정한 상태'

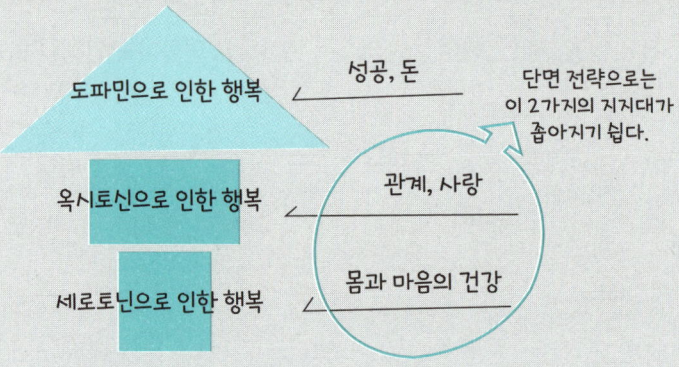

균형 잡힌 수면으로 인한 '안정적인 상태'

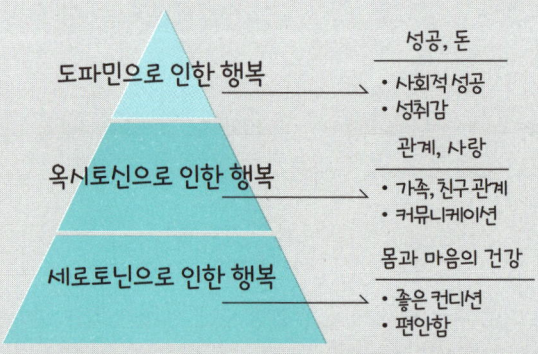

출처 : 가바사와 시온(樺沢紫苑), 《정신과 의사가 찾은 3가지의 행복》(아스카신사)

예전에는 논렘 수면이 중요하고, 렘 수면은 별로 의미가 없다는 측면의 생각이 일반적이었지만, **최근 연구에서는 렘 수면이 멘탈의 안정이나 정서 형성에 깊이 관여하고 있다는 것을 알게 되었습니다.**

아직 자세한 메커니즘은 알 수 없지만, 렘 수면이 줄어들면 병에 걸릴 위험이 커진다는 상관성도 밝혀지고 있어 렘 수면이 적은 상태를 지속하는 것은 피하는 게 좋을 것 같습니다. 업무상 믿을 수 없을 정도의 폭발적인 집중력을 발휘할 수 있는 단면이지만, 이러한 단점도 고려하면서 너무 쉽게 사용하지 않는 게 좋을 것 같습니다.

마크 저커버그는 이후 단면을 졸업하고, 수면의 질과 양을 중시하며 매일 밤 딸들을 재우는 온화한 생활을 손에 넣었습니다.

단면은 만일의 경우, 공격적인 활동력이 필요할 때 활용하는 전략으로, 지속하는 것은 길어도 3년까지만 하는 것이 현명합니다.

Chapter
02

전략②
행복과 아이디어가 넘친다
엘리자베스 여왕의 '쾌면 전략'

쾌면 전략이란?

쾌면 전략은 질과 양 모두 최적인 상태에서 수면을 취함으로써 심신의 상태를 정돈하는 것이 핵심 목표입니다.

쾌면 전략은 세계인에게 존경과 사랑을 받은 고(古) 엘리자베스 여왕, 마이크로소프트 창업자로 지금은 사회운동가인 빌 게이츠, 현인으로 칭해지는 전설의 투자자 워런 버핏 등 돈이나 실적을 훨씬 뛰어넘는 수준의 성공을 거두고 있는 사람들이 쓰고 있는 전략입니다.

우선 정신적인 부분에서는 항상 온화한 행복을 느낄 수 있을 뿐만 아니라 자유로운 발상이나 냉정한 판단 능력도 손에 넣을 수 있습니다.

신체적으로는 다른 전략으로 지친 상태에서 충분히 회복할 수 있는 장점이 있습니다. **피부와 모발도 확실히 재생되고, 미용 효과도 뛰어납니다. 여성이라면 호르몬 밸런스가 갖춰져 임신하기 쉬운 상태를 만들어낼 수 있습니다.**

이 전략의 혜택을 받는 것은 자신만이 아닙니다. 온화한 마음으로 주위와 커뮤니케이션할 수 있기에 가족이나 친구, 동료, 부하 직원 등과의 인간관계 개선도 기대할 수 있습니다.

'최적의 수면 시간'은 사람마다 다르지만, 다양한 연구를 통해 밝혀진 바로는 7~8시간이 표준이라고 합니다. 이 전략은 시작하기에 앞서 우선 자신에게 최적의 수면 시간을 찾아야 합니다.

이상적인 상태는 알람을 켜지 않아도 쾌적하고 자연스럽게 잠에서 깨는 것입니다. 단, 많은 사람의 체내시계는(일본인의 평균 체내시계는) 하루를 24시간 10분으로 느끼기에 자연에 너무 맡기게 되면 조금씩 뒤로 밀리게 된다고 합니다.

생활 리듬을 유지하기 위해서는 정해진 시간에 일어나는 것이 매우 중요합니다. 또한 최적의 수면 시간은 계절에 따라 달라지며, 여름은 짧고 겨울은 길어지는 경향이 있습니다.

낮 동안의 졸음 정도나 그날의 피로 상태를 스스로 관찰하면서 최적의 수면 시간을 확보해나가도록 합시다.

쾌면은 어떤 사람에게 적합할까?

쾌면 전략은 다음과 같은 상황의 사람에게 최적의 수면법입니다.

단기적으로는
- 바쁜 시기가 끝나고 심신의 피로를 회복하고 싶은 사람
- 거칠어진 피부와 모발을 유지 및 관리하고 싶은 사람

- 업무의 효율성보다는 참신한 아이디어와 발상력을 발휘하고 싶은 사람
- 회사 밖이나 다른 팀과 협업으로 일을 진행해야 하는 사람
- 전체적으로 객관적이고 냉정한 최적의 판단을 내려야 하는 사람
- 가족이나 배우자와의 관계를 개선하고 싶은 사람
- 스트레스가 심한 사람
- 가족 중 누군가가 단면 전략으로 분투하는 사람

장기적으로는

- 일에서 어느 정도의 성공을 거둬 자신의 페이스대로 일할 수 있는 사람
- 투지 있게 일을 추진하기보다는 조화로운 팀 운영을 하고 싶은 사람
- 금전적 성공을 거두고, 다른 가치관에 눈을 돌리고 싶은 사람
- 조직의 성장이 어느 정도 궤도에 올라 여러 가지 제도를 마련하는 등 토대 정비를 우선시하고 싶은 사람
- 이익을 위한 투자가 아니라 미래를 위한 자산 형성을 생각하고 싶은 사람
- 호르몬 밸런스가 쾌적한 상태로 임신을 준비하고 싶은 사람

쾌면은 Chapter 01에서 소개한 단면과 대조되는 전략입니다. '질보다 양', '공격적', '사생활을 희생하기 쉽다', '정신적 안정이 유지되기 어렵다'라는 단점이 있던 단면과 달리, 양보다는 질을 우선시하며 일하는 방법이나 마음 저 아래에서부터 진심으로 솟아오르는 행복감, 온화한 커뮤니케이션을 얻을 수 있습니다.

다른 전략으로 지쳤을 때 잠시 호흡을 가다듬거나 인생이나 일에서 지금까지보다 높은 단계로 오르고 싶을 때 최적의 전략이라고 할 수 있습니다.

Case Study ②

관리직 **미야기 씨(가명·40대 여성)의 쾌면 전략**

미야기 씨는 남편과 함께 중학생과 고등학생을 키우고 있는 워킹맘입니다. 일과 집안일에 쫓겨 잠은 매일 5시간 정도 취하고 있었다고 합니다. 그래서인지 직장이나 가정에서 짜증이 사라지지 않고, 남편이나 아이들과도 대화를 거의 하지 않게 되었다고 합니다. 또한, 스트레스 때문에 인터넷 쇼핑몰에서 딱히 필요도 없는데 충동적으로 사버리게 되어, 한때는 회사를 그만두려고까지 했습니다.

하지만 그녀는 생각을 바꿔서 가족이 안 자고 있어도 자기는 먼저 자기로 결정하고, 오후 11시 취침, 오전 6시에 기상함으로써 하루 7시간의 수면을 확실히 확보하기로 했습니다. 그러자 아침부터 기분 좋게 보낼 수 있게 되어 쇼핑 의존은 금세 해결되었다고 합니다.

미야기 씨의 멘탈이 안정됨으로써 아이들과의 관계도 극적으로 개선되어 아이들이 가사까지 도와주게 되었습니다. 또한, 남편과도 다시 활발하게 대화할 수 있게 되어 남편은 매일 일찍 귀가했을 뿐만 아니라, 종종 선물도 건넬 정도가 되었다고 합니다. 게다가 일도 순조롭게 진행되어 부서에서의 실적도 향상되고 있습니다.

효과 ① '3가지 수면 혜택을 모두 받을 수 있다

쾌면의 장점은 먼저 '렘 수면', '얕은 논렘 수면', '깊은 논렘 수면'의 3가지 수면 혜택을 골고루 받을 수 있는 점입니다.

최적의 수면 시간에 맞춘 수면을 통해 우선, 확실하게 깊은 논렘 수면을 취하고, 그 후 서서히 잠의 파도가 얕아지면서, 쾌적한 각성을 맞이하는 이상적인 사이클을 실현할 수 있습니다.

'들어가기 전에'에서 설명한 '3가지 수면'을 충분히 취함으로써 수면이 갖는 6가지 효과(38페이지)를 모두 손에 넣을 수 있습니다.

즉 '깊은 논렘 수면'의 효과로 전날의 피로에서 회복하고, '얕은 논렘 수면'의 효과로 뇌와 신체를 진화시키고, '렘 수면'의 효과로 정신을 회복 및 진화시킬 수 있는 것입니다.

수면이 주는 모든 효과를 손에 넣을 수 있는 것이 바로 쾌면의 가장 큰 장점입니다.

효과 ② 행복 호르몬으로 둘러싸인다

숙면을 계속하다 보면 '행복 호르몬'이라고도 불리는 체내 물

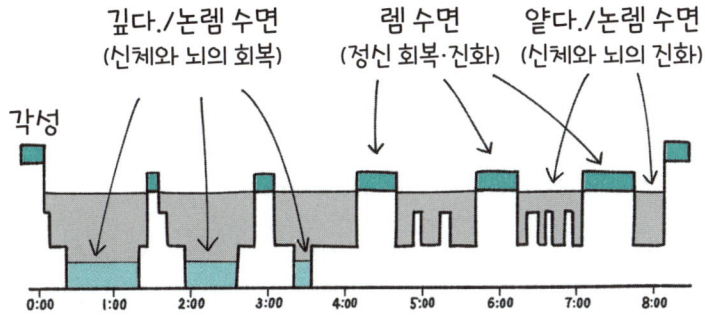

질인 세로토닌과 옥시토신의 생성이 촉진됩니다.

세로토닌이 가져오는 행복감은 기분이 상쾌한 상태이거나 컨디션이 좋거나 편안하게 하는 등 몸과 마음에 좋은 영향을 줍니다.

항상 편안하고 기분 좋게, 컨디션이 좋은 상태인 것을 스스로 느낄 수 있다니, 정말 최고의 수면 전략이 아닐 수 없습니다.

한편 **옥시토신은 배우자나 가족, 동료 등 다양한 인간관계에 깊은 기쁨을 느낄 수 있게 해줍니다.**

인간관계에 스트레스를 느끼지 않게 될 뿐만 아니라, 적극적으로 더욱 좋은 관계를 구축하고자 하는 마음이 커집니다. 주위

---

11) 이 자료는 44페이지에도 있습니다. 원서의 기준을 따라 동일하게 넣었음을 알려드립니다. - 편집자 주.

사람들에게 당신은 최고의 파트너이자 친구이며 동료이자 상사라고 느껴질 것입니다.

또한, 이 2가지 호르몬의 공통점은 무언가를 달성하거나 손에 넣었을 때 느끼는 기쁨과는 달리, 자신 안에서 행복이 솟아오르는 듯한 감각을 얻을 수 있다는 것입니다.

아무것도 하지 않아도, 아무것도 손에 넣지 않아도 행복을 느낄 수 있다는 것은 어떻게 보면 '궁극적인 행복'이 아닐까요.

효과 ③ 욕심이 없기에 '냉정함'이나 '재치' 등을 발휘할 수 있다

'행복 호르몬'이라고 불리는 것에는 세로토닌, 옥시토신뿐만 아니라, 한 가지 더 있는데 바로 도파민입니다.

세로토닌은 도파민의 작용을 억제하는 효과가 있는 것으로 알려져 있으며, 세로토닌이 증가하면 도파민이 줄어듭니다.

도파민은 '투쟁과 도주의 호르몬'인 아드레날린의 근원이 되어 이들 2가지 호르몬은 Chapter 01의 단면에서 핵심 키가 되는 뇌 내 물질이었습니다. 93페이지에서 도파민의 자극에 익숙해지면 더 강한 자극을 요구하게 된다는 위험성에 관해 이야기했습니다.

쾌면을 계속 이어가면, 도파민이나 아드레날린이 불러일으키는 '무언가를 손에 넣고 싶다'라는 폭발적인 욕망이 약해집니다. 결과적으로 눈앞의 승패나 손익에 구애받지 않는 판단이 가능해집니다.

예를 들어, 장기적인 시점에서 다양한 이해관계를 전체적으로 최적화하기 위한 경영 판단이 요구되는 경우에 객관적이고 냉정한 판단을 내릴 수 있게 됩니다. 현재의 이익이 아닌, 미래를 대비한 자산 형성을 생각하는 데도 최적의 전략일 것입니다.

회사를 초기의 급성장 국면에서 안정성장으로 옮기고 싶을 때, 사원의 복리후생이나 사내 규정 등을 정비하기에도 딱 맞는 정신 상태라고 할 수 있습니다.

욕심이 없기에 시야를 넓히거나 재치를 발휘해 비즈니스에서 참신한 아이디어를 내거나 다른 회사와 예상치 못한 콜라보레이션에서 그냥 되는 대로 하는 것이 아니라, 좀 더 높은 레벨의 크리에이티브한 일을 할 수 있게 되는 것도 쾌면의 장점입니다.

전략 ② 엘리자베스 여왕의 **쾌면 전략**

효과 ④ 주위 사람들과의 인간관계도 원만해진다

쾌면을 취하고 있는 사람은 주위 사람들에게 '굉장히 좋은 사람'이 됩니다. 옥시토신으로 인간관계에 기쁨을 느끼고, 게다가 누군가를 이기려고 한다든가, 결과를 내고 싶다는 생각을 하지 않는 심리 상태이기 때문이지요.

단면으로 일에 집중하고 있는 시기에는 언행이 공격적이기 쉬워 아내나 남편, 가족, 동료나 부하와의 관계가 악화되기 쉽다고 이야기했습니다.

쾌면이 가져오는 안정된 상태는 이러한 인간관계를 회복하고, 신뢰관계를 되찾고 재구축하는 데 도움이 됩니다. 만약 신세를 졌는데도 그 신세를 갚지 않고 있었다면, 답례나 보답을 해두는 것이 앞으로의 인생에 도움이 될 것입니다.

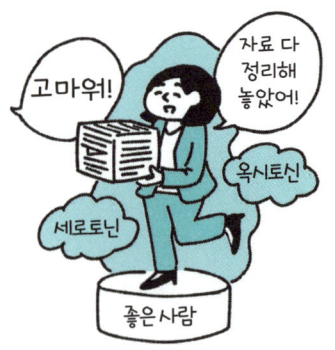

효과 ⑤ 비전형 리더가 될 수 있다

리더십을 발휘하는 태도도 크게 달라집니다.

요즘 시대는 선두에 서서 팀을 이끄는 지배형의 리더십보다는 팀원에게 헌신하는 '봉사형'이나, 장기적인 이상을 내걸어 팀원들의 의욕을 끌어내는 '비전형' 리더의 자세가 요구되고 있습니다.

마음이 안정되어 객관적인 판단력이 향상하고, 인간관계에 기쁨을 느낄 수 있는 쾌면 상태의 당신은, 이상(理想)적인 리더상을 보일 수 있을 것입니다.

또한 아내가 단면 전략으로 분투하고 있을 때, 남편이 쾌면 전략을 취함으로써 부부나 자녀와의 관계 역시 원만하게 유지할 수 있을 것입니다.

수면 전략을 부부가 교환하는 이미지

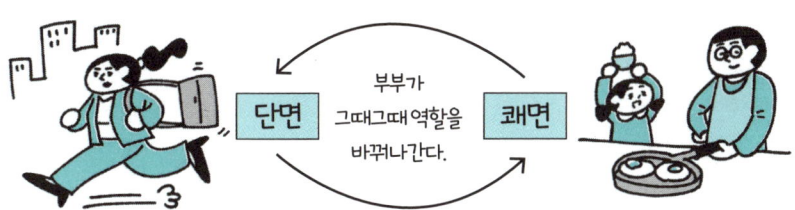

부모가 둘 다 전투 모드일 때는 아이는 가정에서 안심하고 지낼 수 없습니다. 아이를 위해서도 부부가 그때마다 역할을 바꾸면서, 어느 쪽이 단면이라면 어느 쪽이 쾌면을 취하는 등 서로의 전략을 조합하는 것을 추천합니다.

실천

쾌면 실행 1

자신에게 최적의 수면 시간을 발견한다

- 8시간을 기점으로 15분 단위로 조정한다

자, 그럼 이제 쾌면 전략을 실행해봅시다. 기본이 되는 것은 자기 자신에게 최적의 수면 시간을 찾는 것입니다.

일반적으로 7~8시간이 최적이라고 하는 사람이 많으니 우선은 8시간을 자보고, 수면 상태나 다음 날의 졸음 정도를 관찰해봅시다.

쾌면을 위한 수면 시간은 길다고 무조건 좋은 것이 아닙니다. 많은 사람에게 8시간은 다소 '너무 많이 잔' 상태일 가능성이 크기에 8시간을 기점으로 15분 단위로 수면 시간을 단축해서 자신에게 맞는 최적의 시간을 찾아나갑니다.

판단 기준은 '상쾌하게 바로 일어날 수 있는지'입니다.

조금씩 줄여나가면서 상쾌하게 일어날 수 없다면 전날의 수면 시간으로 되돌립니다. 이렇게 조금씩 조금씩 조정해서 최적의 수면 시간을 찾는 것입니다.

전략 ② 엘리자베스 여왕의 쾌면 전략

조정은 취침 시간을 뒤로 미루는 방식으로

쾌면의 경우, **수면 시간은 취침 시간을 앞으로 당기거나 뒤로 미루는 방법으로 조정합니다. 생활 리듬이 깨지지 않도록, 기상 시간은 가능한 한 고정합니다**(옆의 그림).

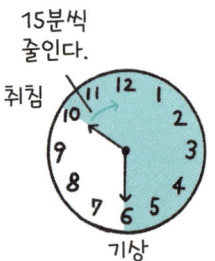

잠에서 깰 때 개운하지 않다고 해서 수면 시간이 부족하다고는 할 수 없습니다. 잠의 사이클 중, 딱 깊은 논렘 수면 중에 눈을 떠버리면, 나른함과 졸음을 강하게 느끼게 됩니다.

잠에서 깰 때 개운하지 않다면, 먼저 웨어러블 디바이스로 눈을 뜬 타이밍이 깊은 잠이 들었을 때가 아니었는지 확인해봅시다.

논렘 수면은 일반적으로 취침 후 빠른 단계에서 찾아오는 경우가 많은 것으로 알려져 있습니다.

시간이 지난 아침에 논렘 수면이 나타나는 사람은 잠을 자기 위한 환경이 갖춰져 있지 않아 논렘 수면에 들어가기까지 시간이 오래 걸렸을 가능성이 크다고 할 수 있습니다.

앞의 단면에서 이야기한 '편안한 수면을 위한 환경 조성' 내용을 참고해서 이러한 환경을 갖출 수 있도록 해봅시다.

> **미니 칼럼**　**크로노 타입 진단으로 아침형 or 저녁형을 체크**
>
> 　드물게 아침에만 논렘 수면이 가능한 체질의 사람도 있습니다.
>
> 　아침형, 저녁형을 '크로노 타입'이라고 부르고, 그 타입을 알기 위한 **'뮌헨 크로노 타입 질문지'**라는 테스트가 있습니다.
>
> 　매일 아침에 졸음을 심각하게 느끼는 분이라면, 한번 이 테스트를 받아보세요(소요 시간은 20분 정도입니다).
>
> 　크로노 타입이 저녁형으로 고정되어 있는 경우, 몇 시에 취침하든 아침에 논렘 수면이 나타날 수 있기 때문에 오히려 취침과 기상 시간대를 조정해 밤에 활동하는 것이 적합합니다.
>
> 　이 타입의 사람은 Chapter 06의 '플렉스 수면 전략'이 효과적이므로 참고하시길 바랍니다.

전략 ②　엘리자베스 여왕의 **쾌면 전략**

> **실천**
>
> **쾌면 실행 2**
>
> ## 취침 시간은 피로도에 맞춰서 조정한다
>
> – 오랜만에 출근한 날은 일찍 잔다

최적의 수면 시간은 반드시 매일 똑같지는 않습니다. 수면과 낮 시간의 활동은 거울과 같은 관계에 있기 때문에 강도 높은 운동을 하거나 심리적으로 스트레스가 심했던 날은 회복을 위해 더 긴 수면 시간이 필요할 수 있습니다.

잠에서 깰 때 개운하지 않다면, 전날의 피로가 원인일지도 모릅니다. 다만 아침에 침대에서 오랜 시간을 보내면 생활 리듬이 흐트러지기 때문에 **우선은 평소와 같은 시간에 일어나고, 그날 밤에 일찍 잠자리에 듦으로써 피로가 다음 날까지 이어지지 않도록 해야 합니다.**

신체적인 피로는 어느 정도 자각하기 쉽지만, 심리적인 피로는 원인이 다양하기 때문에 스스로 눈치채지 못할 수도 있습니다. 예를 들어, 평소 재택 업무를 하던 사람이 가끔 출근하거나 성격이 안 맞는 사람과 만나게 되면, 심리적으로 큰 피로를 초래해 평소와 같은 수면 시간으로 수면이 부족해지는 경우가 있습니다.

아침에 일어나서 평소보다 개운하지 않다고 느껴진다면, 전날

다음 날까지 피로가 이어지지 않게 한다

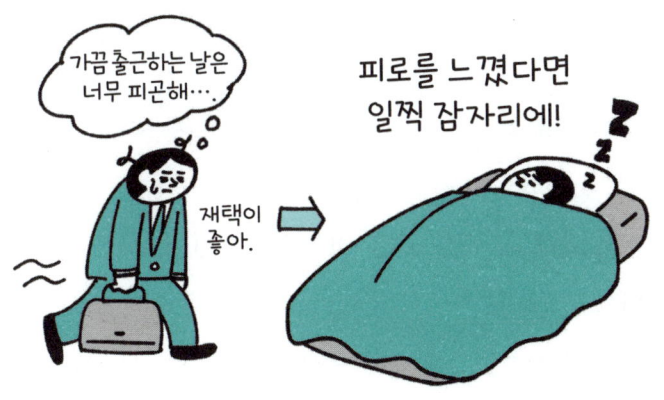

의 행동을 되돌아보고 심신을 소모시킨 원인을 찾아봅시다. 그리고 다음부터는 그와 같은 행동을 취한 날은 일찍 자서 긴 수면 시간을 확보함으로써 다음 날로 피로가 넘어가지 않도록 해야 합니다.

그런데 반면, 전혀 피곤하지 않은 경우도 문제입니다. 운동 부족은 좋은 수면을 방해하는 원인이 됩니다. **하루 7,000보 이상 걷는 것을 목표로 움직여 줍시다.** 적당한 피로는 수면의 질을 높여줍니다.

실천

쾌면 강화
1

취침 전 루틴을 만들자

– 잠들기 전에 읽는 경제경영서는 위험하다

    쾌면을 위해 꼭 하면 좋은 것이 '자기 전 루틴'을 만드는 것입니다.

    일이나 일상의 고민에 대해 생각한 채 잠이 들게 되면 뇌는 그대로 같은 문제에 대해 계속 생각하게 됩니다. 꿈속에서까지 일 때문에 고민하는 상태가 되지 않도록 **취침 전 루틴을 통해 낮의 전투 모드에서 쾌면 모드로 온·오프를 전환해야 합니다.**

    루틴의 내용은 적당히 머리를 쓰면서 졸음을 방해하지 않는 정도의 것이라면, 기본적으로 무엇이든 괜찮습니다.

    예를 들어, 독서를 살펴봅시다. 단, 경제경영서나 자기계발서는 피하는 것이 좋습니다. 일과 관련된 내용의 책을 읽으면 아무래도 그것에 대해 생각하게 되기에 온·오프 모드 전환에는 적합하지 않습니다.

    역사나 철학 등 일과 그다지 관계가 없는 장르가 가장 좋습니다. 소설이나 만화도 괜찮지만, 심장이 격렬하게 반응하게 되는 액션물이나 뒤의 전개 과정이 궁금해 잠들 수 없게 되는 추리 소설 등은 피하는 것이 좋습니다.

인터넷 방송보다는 국내 드라마

마음에 드는 TV 프로그램을 보는 것도 좋은 방법입니다. **교양 프로그램은 물론, 동물 관련 프로그램이나 어깨의 힘을 빼고 즐길 수 있는 개그 프로그램 등도 릴렉스 효과가 있어 좋습니다.**

그런데 드라마를 선택할 때는 주의가 필요합니다. 넷플릭스 등에서 방영되고 있는 요즘 드라마들, 특히 미국이나 한국의 작품은 시청자의 뇌에 미치는 영향이 치밀하게 계산되어 있습니다. 그렇기에 각각의 회차의 엔딩 장면에서 도파민이 대량으로 분비되어 '다음 장면이 보고 싶다'라고 갈망하도록 만들어져 있습니다.

그런 상태에서는 기분 좋은 잠은 기대할 수 없기에 드라마를 볼 때는 옴니버스식의 1화 완결형이나 오래된 국산 드라마 등을 선택하는 것이 좋습니다. 〈후루하타 닌자부로〉[12]나 〈고독한 미식가〉[13] 정도가 괜찮습니다.

---

[12] 추리, 수사 드라마로, 1990년대에 가장 성공한 일본의 국민 드라마입니다. - 역자 주.
[13] 2012년부터 방영 중인 일본의 드라마로, 평범한 직장인 아저씨가 '혼밥'을 하면서 음식을 음미하는 일명 '먹방' 드라마입니다. - 역자 주.

스스로 정한 취침 시간을 넘기지 않도록, 아무리 재미있고 뒤의 내용이 궁금해도 드라마는 딱 한 편만 보는 것으로 정해둡시다.

잠자기 전의 루틴에 적합한 것은 어느 쪽?

책	TV
○	○
• 역사서 • 철학서	• 교양 • 개그
×	△
• 경제·경영서 • 자기계발서	• OTT • 해외 드라마

실천

쾌면 강화 2

명상으로 온·오프를 전환한다
– 자기 전 10분의 '마인드풀니스'가 잠의 효과를 극대화한다

또 한 가지, 취침 전 루틴으로 추천하고 싶은 것은 명상입니다. 다양한 목적을 가진 여러 가지 종류의 명상이 있지만, 여기서 소개하고 싶은 것은 '지금 여기 있는 자신의 상태'에 집중하는 '마인드풀니스(mindfulness)'를 위한 명상입니다.

명상 시간은 10분 정도가 좋습니다.

업무에 관한 생각이나 걱정거리 등 머릿속에 있는 잡다한 사고를 일단 모두 내려놓고 뇌를 온(On)에서 오프(Off)로 전환한 상태로 잠이 드는 것이 목표입니다.

뛰어난 비즈니스맨이라면 뇌를 온으로 바꾸는 것은 한순간에 가능할 것입니다. 그런데 반대로 오프로 전환하는 것은 매우 어렵기에 불가능하다며 포기하는 사람도 많습니다.

꼭 이번 기회에 명상을 통해 뇌를 오프로 전환하는 기술을 익혀주시기를 바랍니다.

스텝 1. 환경을 조성합니다

먼저, 방을 어둡게 합니다. 밝기를 측정하는 조도계는 스마트폰의 무료 앱으로도 많이 나와 있습니다. 그것을 사용해서 방의 밝기를 500룩스 이하, 가능하면 300룩스 정도로 합니다.

TV나 컴퓨터는 전원을 끄고, 가족에게는 명상이 끝날 때까지 말을 걸지 않도록 부탁해둡니다. 스마트폰도 비행기 모드 등으로 알림음이나 진동이 울리지 않도록 설정하고, 가능하면 다른 방이나 거실에 두는 등 보이지 않는 곳에 놓아둡니다.

준비가 되면 명상을 시작합시다.

스텝 2. 올바른 자세를 유지합니다

바닥이나 침대 위에 두툼한 쿠션 또는 두 번 접은 매트 등을 놓고 거기에 엉덩이만 얹는 형태로 책상다리합니다. 허리가 굽어 앞으로 기울어진 자세가 되면 안 됩니다. **등 근육을 제대로 펴고 좌우로 기울어지지 않은 상태를 유지하도록 합시다.**

등받이가 없는 상태에서 이 자세를 유지하는 게 어렵다고 느껴진다면, 의자 등에 앉아서 해도 괜찮습니다.

스텝 3. 호흡에 집중합니다

자세가 잡히면 눈을 감고 천천히 코로 호흡합니다. **코를 통해 흐르는 공기의 흐름에 의식을 집중시키면서, '지금부터 다른 생각은 하지 않을 거야'라고 자신에게 전합시다.**

조금씩 깊게 숨을 들이마시고 시간을 들여 내쉬도록 해서 호흡의 페이스를 더욱 천천히 합니다. 충분히 느린 호흡까지 도달했다면 이후에는 코를 통과하는 공기의 흐름만 계속 의식합니다.

여기까지가 명상에 의한 마인드풀니스의 목표 지점입니다. 몇 분 동안 이 상태가 계속되면 뇌는 확실히 오프 모드로 전환되고, 만약 졸리면 거기서 멈추고 잠이 들어도 상관없습니다.

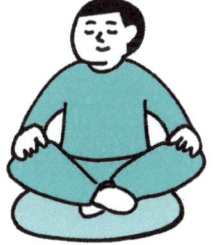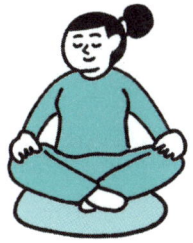

명상 중에 일의 아이디어가 떠오른다면

그렇다고는 해도 처음에는 아무래도 호흡 이외의 것이 머리에 떠오를 것입니다. 기본적으로는 '지금은 호흡만을 의식할 거야!'라고 머릿속에 그 생각을 밀어내고 싶지만, '오늘까지 보내야 할 업무 관련 메일을 잊고 있었다!'라든가, '계속 고민하고 있던 문제의 해결 방안이 생각났다!' 등 신경 쓰일 일이 있을 것입니다.

그럴 때는 **옆에 메모장과 필기구를 놓아두고, 바로 메모해둡니다.** 하지만 이것은 어디까지나 긴급 대책일 뿐입니다. 명상하고 있으면 계속해서 여러 가지 생각이 떠오르게 되는데, 그것을 하나하나 일일이 메모하고 있으면 언제까지고 뇌는 계속 '온 모드'로 머물러 있습니다.

기본적으로는 호흡만 의식해야 합니다. '메모하는 것은 아무래도 신경이 쓰여 어쩔 수 없을 때만'이라는 것, 잊지 마세요!

이 책의 마인드풀니스에 관해서는 마인드풀니스 심리 임상 센터 대표인 공인 심리사·임상 심리사인 코바야시 아키코 선생님의 감수를 받아 코바야시 아키코 선생님이 활용해 실제로 현장에서 효과를 보고 있는 방법을 바탕으로 했습니다.

> **실천**
>
> **쾌면 강화 3**
>
> ## 하고 싶은 것을 느긋하게 한다
> – 산책, 요리, 원예 등 '아침의 루틴'으로
>   세로토닌을 활성화시킨다

앞에서 쾌면 전략의 키를 쥐고 있는 것은 세로토닌과 옥시토신이라는 2가지의 행복 호르몬이라고 이야기했습니다. **이 2가지는 상호작용으로 더욱 스트레스가 완화되는 관계에 있습니다.** 쾌면의 효과를 높이려면 둘 다 충분히 분비시키는 것이 중요합니다. 먼저 세로토닌을 제대로 분비시키는 방법을 배워봅시다.

세로토닌이 바탕이 되어 쾌면을 이끄는 멜라토닌이라고 하는 호르몬이 만들어집니다. 그리고 아침에 세로토닌을 활성화시키면 멜라토닌을 생성하는 데 굉장히 효과적입니다.

그런 의미에서 세로토닌을 활성화하기 위한 포인트는 바로, **'아침 루틴'**입니다. 우선은 최적의 수면 시간을 통해 쾌적하게 잠에서 깨 커튼을 열고 충분히 아침 햇볕을 쬐어봅시다. 조명을 밝게 하는 방법도 괜찮습니다.

이어서 뇌와 몸을 움직여봅시다. 여기서 중요한 것은 **'하고 싶은 것을 느긋하게 하는'** 마음가짐입니다.

반려동물과 한가롭게 산책하거나 정원을 가꾸며 꽃을 바라보

전략 ② 엘리자베스 여왕의 쾌면 전략

거나 좋아하는 음악을 들으면서 아로마 향기와 함께 홍차를 즐기는 것도 좋을 것입니다. 서예 같은 것도 좋습니다.

자연이나 식물에 둘러싸인 환경은 면역력을 높이고 행복감을 높여주는 것으로 알려져 있기 때문에 야외에서는 의식적으로 녹색을 즐기거나 실내에 관엽식물을 두면 좋습니다.

마지못해서 하는 요리는 역효과

제가 추천하는 루틴은 조금 정성이 들어간 요리입니다. 다시마, 가다랑어포, 멸치 등을 끓여 우려낸 국물로 제대로 된 된장국을 만들거나 전날부터 준비해둔 자신의 특기 요리인 프렌치 토스트 등을 만들어 가족들이 맛있게 먹는 모습을 보는 것이 기쁘다고 이야기하는 경영자들이 많습니다.

그런데 중요한 것은 어디까지나 '자신이 하고 싶은 것'이어야 한다는 것입니다. **'하고 싶지 않은 것을 억지로 하는 것'**으로는 세로토닌이 활성화되지 않습니다.

예를 들어, '귀찮지만 어쩔 수 없으니 부랴부랴 아침밥과 도시락을 만든다'라든가 '어제 하다 남은 일을 억지로 해치운다'와 같은 마음가짐으로는 세로토닌을 늘리는 데 도움이 되지 않습니다.

실천

쾌면 강화 4

밤에는 옥시토신으로 행복한 수면을 취한다

– 인형을 안고 자면 행복도도 올라간다!

옥시토신은 행복감을 높이고 스트레스를 완화하며 마음의 안정을 가져다줍니다. 밤에 하는 행동을 통해 옥시토신을 늘려 쾌적한 수면에 한 걸음 더 다가갑시다.

최신 뇌과학 연구에서 인간을 포함한 동물군에서 널리 볼 수 있는 '그루밍 행동'이 옥시토신을 늘리는 것으로 밝혀졌습니다. 원숭이와 개가 서로의 털을 깨끗하게 해주거나 고양이가 세수하거나 하는 행동을 말합니다.

인간의 경우, 가족이나 파트너와의 스킨십이 이것에 해당하기 때문에 파트너와 손을 잡거나, 포옹하거나 적극적으로 접촉하는 것으로 옥시토신을 늘립시다. 그루밍은 '만지는 쪽'에도, '만져지는 쪽'에도 효과가 있기에 자기 전에 **어깨나 등, 발바닥 등을 서로 오일 마사지해주는 것도 적극적으로 추천합니다.**

독신이라 상대가 없는 경우는 애완동물인 개나 고양이를 만지는 것도 같은 효과를 준다고 합니다. 애완동물을 키우지 않는 사람은 마음에 드는 인형이나 쿠션 등 부드럽고 기분 좋은 물건

전략 ② 엘리자베스 여왕의 **쾌면 전략**

을 만지는 것만으로도 효과가 있습니다.

요즘 인기를 얻고 있는 비즈 소파도 촉감이 좋고, 최근에는 다양한 종류의 애완 로봇도 판매되고 있습니다. 전문 마사지샵에서 마사지를 받는 것도 효과가 있습니다.

스스로 자신을 마사지하는 것만으로도 옥시토신을 늘릴 수 있기에, 목욕 후에 보디 크림을 바르면서 뭉친 부분 등을 천천히 주물러봅시다.

마음이 통하는 상대와의 통화는 쾌면을 가져온다

옥시토신을 늘리는 것은 물리적인 접촉만이 아닙니다. 같은 공간에 있지 않아도 전화나 음성 매체를 주고받음으로써 마음이 통하거나 서로의 신뢰감을 높여 옥시토신을 늘릴 수 있습니다. **갑자기 혼자라는 생각이 들어 불안해지거나 행복한 기분이 부족할 때는 마음이 통하는 친구나 엄마에게 전화를 해보는 것은 어떨까요.**

옥시토신의 행복이 당신을 쾌면으로 끌어줄 것입니다.

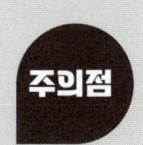

행복감으로 남을 지나치게 믿게 된다

　쾌면 전략을 시행하는 시기에는 높은 행복감과 마음의 안정감을 느낄 수 있지만, 이러한 쾌면 전략에는 단점도 있습니다. 바로 '행복한' 것 자체가 단점이 됩니다.

　앞에서 쾌면과 단면은 대조를 이루는 관계라고 이야기했습니다. 128페이지의 그림처럼 숙면을 계속하다 보면 도파민이 가져오는 물질적인 성공이나 승리에 대한 갈망에서 점점 멀어지게 됩니다. '욕망이 희미해져 간다'라고 표현해도 좋을 것입니다.

　이것이 지나치면 '나는 그 시절, 왜 그렇게 열심히 살았을까?' 하는 마음이 들며, 노력이나 도전하려는 자세에서 멀어질 가능성이 있습니다. 평생 다 쓸 수 없을 정도의 재산을 모은 후, 퇴직해서 유유자적 살아갈 수 있을 정도의 상황이라면 괜찮지만, 비교적 젊은 나이에 이런 생각을 하게 된다면, 향후 수입이나 노후에 관한 준비를 할 수 없게 되어 미래가 불안할 것입니다.

　열심히 할 수 없게 되는 것에 그치지 않고 금전이나 재산에 대한 집착도 희미해져 누군가에게 속아 넘어갈 우려도 있습니다. 쾌면을 지속하고 있을 때의 당신은 어쨌든 좋은 사람입니다. '상대가 나를 속이려고 하는 것은 아닐까?'라는 의심을 할 수 없는 상태이기에 만약 악의를 가지고 당신에게 가까워지려는 사람이 있

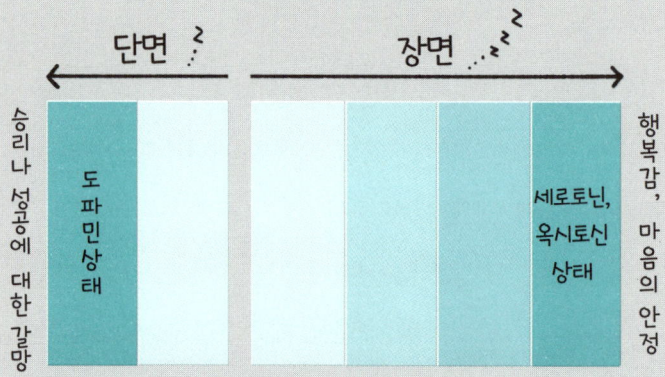

다고 해도 마음의 방어벽은 계속 내려가는 무방비 상태입니다.

상대방을 믿고 계약했더니, 터무니없는 조건을 내민다거나 '세상을 위해서'라는 마음에 고액 기부를 했는데, 알고 보니 상대는 사기꾼이었다든가 하는 문제에 휘말리지 않도록 주의할 필요가 있습니다.

또한, 행복한 기분에 의심을 모르는 상태인 만큼, 마음을 허락한 사람에게 권유받아 수상한 종교에 빠지게 될 가능성도 있습니다.

눈이 튀어나올 정도의 큰돈을 들여 항아리를 산다거나 가진 재산 전부를 기부하는 등의 행동은 자신뿐만 아니라 가족 모두를 곤란하게 만듭니다.

과하지 않도록 주의하며
균형 있게 전략을 활용해야 한다

    앞의 경우처럼 그렇게 되지 않기 위해서는 쾌면 전략에만 너무 빠져 있지 말고, 정기적으로 다른 전략을 채택할 필요가 있습니다.

    앞의 그림과 같이 세로토닌, 옥시토신, 도파민의 3가지가 균형 있게 분비되고 있는 상태가 최고의 행복으로 여겨지고 있습니다.

    Chapter 01에서 단면 전략만을 계속 이어갈 때 발생하는 부작용에 관해서 이야기했는데, 이것은 쾌면도 마찬가지입니다.

    쾌면을 지속하면, 마치 깨달음을 얻은 것 같은 상태가 되어 현대 사회에서 살아가기에는 조금 난감하고 곤란한 상황이 발생하게 됩니다.

    단면 등을 통해 도파민도 적당히 분비시킴으로써 자신의 정신 상태의 균형을 잡아나가야 합니다.

    또한, **자신이 쾌면 전략을 하는 동안 가족이나 업무상 파트너에게 서포트를 부탁하는 것도 좋을 것입니다.**

    리더가 쾌면으로 경계심이 떨어져 있다면 바로 아랫사람이 계

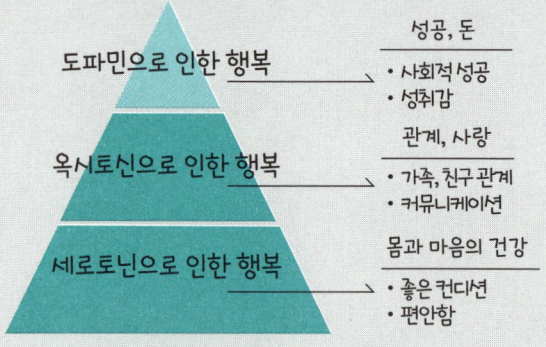

출처 : 가바사와 시온(樺沢紫苑), 《정신과 의사가 찾은 3가지의 행복》(아스카신사)

약 사항이나 투자 조건 등이 제대로 되어 있는지 서포트합니다. 남편이 쾌면 전략을 취하고 있어 사람을 의심하지 못하는 상태에 있다면, 전화 권유나 사기 메일에 당하지 않도록 아내가 주시해야 합니다.

어떻게 보면 타산적이고 야박한 세상이기에 행복하다고 해서 그 행복의 함정에 빠지지 않도록 철저한 주의가 필요합니다.

---

14) 이 자료는 94페이지에도 있습니다. 원서의 기준을 따라 동일하게 넣었음을 알려드립니다. - 편집자 주.

Chapter

03

전략 ③

초일류로
쑥쑥 성장한다

오타니 쇼헤이의 '장면 전략'

장면 전략이란?

장면 전략의 활약을 지금처럼 여러분이 이해하기 쉬운 타이밍은 일찍이 없었을 것입니다. 이도류로 메이저리그를 석권하고, 스포츠 사상 최대의 계약을 쟁취한 오타니 쇼헤이 선수, 8관[15]을 달성하며 사상 처음으로 장기계의 주요 타이틀을 독점한 후지이 소타(藤井 聡太) 기사. 현대 일본이 자랑하는 젊은 대스타의 수면 전략이 바로, 장면이기 때문입니다.

오타니 선수나 후지이 소타 기사 모두 하루에 10시간의 수면 외에 연습 중간이나 대국 중에 제대로 낮잠을 취하고 있는 것으로 알려져 있습니다. 인류가 낳은 최고의 두뇌 중 한 명인 알베르트 아인슈타인도 하루에 10시간 수면을 하는 장면 실천을 하는 사람이었습니다.

장면은 스스로를 엄청난 속도로 성장시켜 그 길의 전문가로 변혁시키는 전략입니다. 그렇다면 왜 오래 잠을 자는 것이 급격한 성장으로 이어지는 것일까요? **그 키를 쥐고 있는 것은 바로, '꿈'입니다.**

꿈을 꾸는 일이 많은 렘 수면 때 근육은 쉬고 있지만, 뇌는 활발하게 활동하고 있습니다. 깨어 있는 동안 아슬아슬할 때까지 자신을 몰아붙여 뇌와 근육을 한 가지 과제에 집중시킨 상태에

---

15) 일본 장기의 8대 타이틀을 모두 차지했다는 의미입니다. – 편집자 주.

서 잠을 잠으로써 꿈속을 가상의 훈련으로 활용할 수 있습니다. 또한 전체 수면의 50% 이상을 차지하는 얕은 논렘 수면이 일어나 있는 동안과 꿈속에서 익힌 스킬을 합쳐 뇌와 몸에 정착시켜줍니다.

스포츠뿐만 아니라 음악 연주가 등에게도 효과적일 것입니다. 또한, 짧은 기간 집중적으로 외국어를 습득하기 위해 깨어 있는 동안은 외국어로만 둘러싸인 환경에 자신을 몰아넣는 방법도 효과를 발휘할 것입니다.

물론 렘 수면의 멘탈 개선 효과, 깊은 논렘 수면에 의한 회복 효과도 충분히 얻을 수 있기에 수면이 가진 효과를 최대로 살리는 전략이라고 할 수 있습니다.

장면은 어떤 사람에게 적합할까?

긴 잠 전략은 다음과 같은 상황의 사람에게 최적의 수면법입니다.

단기적으로는
- 전혀 다른 업계의 가치관이나 기술을 단기간에 익히고 싶은 사람

- 단기간에 외국어를 습득하기 위해 자신을 외국어 환경에 둘러싸이게 하고 싶은 사람
- 암기보다는 깊이 있는 사고가 필요한 공부나 연구에 몰두하고 싶은 사람
- 학업과의 양립을 위해 기간을 최대한 줄이면서 스포츠에 몰두하고 싶은 학생 선수

장기적으로는
- 항상 더 높은 곳을 목표로 하는 선수
- 악기 등에서 고도의 기술을 연마하고 싶은 아티스트
- 지금까지의 기법과 가치관을 근본적으로 바꾸고 싶은 비즈니스맨
- 새로운 기술을 익혀 계속 성장하고 싶은 사람

장면은 젊은 시절, 성장하는 시기의 전략이라는 이미지가 있을지도 모르지만, **경험을 쌓은 사람에게도 자신을 크게 바꾸지 않으면 안 되는 타이밍은 찾아옵니다.**

장기의 세계에서 톱으로 군림해온 하부 요시하루(羽生善治) 씨도 긴 시간 수면하는 것으로 알려져 있지만, 연습에 AI를 도입한 젊은 세대에게 휩쓸려 2018년에는 모든 타이틀을 잃고 2021년

에는 처음으로 승률이 5할을 밑돌 정도로 침체기를 맞이했습니다. 그러나 그 후 훌륭하게 부활을 해 2023년에는 후지이 소타 씨와도 막상막하의 타이틀 경쟁을 벌였습니다.

저는 장기에 대해서는 잘 모르지만, 비즈니스 세계에서도 아무리 재능이 있고, 탁월한 실적을 남겨온 사람이라도 그대로 머무르다 보면 어느새 뒤처지기 마련입니다. 그럴 때 스스로를 재구축해 자신을 움직일 OS(기본 소프트웨어)부터 싹 교체해 대변혁을 일으킬 수 있는 것이 바로 장면의 힘입니다.

Case Study ③

회사 임원 **코구레 씨(가명·60대 남성)의 장면 전략**

　코구레 씨는 회사를 창업해 오랜 기간 경영하다가 50대 후반 회장에서 물러난 이후, 학창 시절 연주하던 클라리넷을 취미 삼아 다시 시작하게 되었습니다.

　곧바로 현지 교향악단에 들어갔지만, 연주 수준은 학창 시절에 비해 굉장히 낮아져 이대로는 도저히 많은 사람 앞에서 연주할 수 있는 상태가 아니었습니다.

　코구레 씨는 이 상황에서 바로 장면 전략을 도입해 철저한 맹연습에 몰두하며 그때까지 하루 5시간이었던 수면을 약 10시간으로 늘렸습니다. 그리고 자는 시간을 제외하고 잠시도 클라리넷을 손에서 내려놓지 않았습니다.

　그 결과 그의 클라리넷 솜씨는 점점 향상되어 학창 시절을 뛰어넘는 수준이 되었고, 교향악단 입단 반년 만에 훌륭하게 발표회 데뷔를 했습니다.

　코구레 씨는 그 후에도 장면 전략을 계속 이어가며 3년째에는 파트 리더를 맡게 되었습니다. 클라리넷의 스킬이 상당한 수준까지 향상되었기에 현재는 새로운 도전으로 만담을 익히겠다며 스승을 찾는 중입니다.

전략 ③ 오타니 쇼헤이의 장면 전략

Chapter 03　초일류로 쑥쑥 성장한다

효과

효과 ① 꿈을 가상 트레이닝 장소로 활용한다

앞서 살짝 이야기했지만, **장면 전략의 포인트 중 하나가 되는 것이 렘 수면의 효과입니다.**

'렘 수면' 동안 근육은 완전히 이완되어 있지만, 뇌는 활발하게 활동하고 있습니다. 보통 사람에게 이 상태일 때 뇌 안에서 일어난 일은 그저 꿈일 뿐입니다.

하늘을 날 수 있거나, 마법이나 괴력을 사용할 수 있거나, 자신의 신체와는 동떨어진 경험을 하는 일도 드물지 않습니다.

하지만 깨어 있는 동안 극한까지 파고든 훈련을 하다가 뇌와 근육이 완전히 동기화된 상태로 잠이 들면, '렘 수면' 상태인 뇌는 정말 몸을 움직이는 것과 같은 감각으로 활동을 계속하게 됩니다. **실제로는 몸을 움직이지 않아도 뇌 속에 깨어 있을 때의 감각이 강하게 남아 있는 것으로, 말하자면 꿈속에서 가상의 트레이닝을 계속할 수 있는 것입니다.**

물론 근육은 완전히 쉬고 있기에 피곤하기는커녕 피로가 회복되어가고, 꿈속에서 아무리 연습해도 부상 걱정은 없습니다. 실제의 경우라면, 부상으로 연결되기 쉬운 움직임도 뇌 속에서라면, 전혀 위험하지 않게 시험할 수 있기 때문에, 성장을 위해서 불가결한 시행착오의 범위는 현실보다 넓어집니다.

장면은 운동선수나 장기 기사 등 특수한 직업의 사람들만 사용할 수 있는 전략이 아닙니다. 예를 들어, 자신이 해외로 유학을 하러 가거나 전근으로 갑자기 다른 나라로 가게 되었다고 상상해보세요. 자기 직전까지 마구잡이로 외국어로 말을 거는 이들에게 진땀을 흘리면서 대답하거나, 혹은 자신의 주장을 필사적으로 전달하다가 지쳐서 잠이 들었다면, 분명 그대로 외국어로 꿈을 꾸게 되는 것은 아닐까요.

그리고 그 꿈속에서는 심술궂은 질문을 멋진 농담으로 받아치거나 회심의 프레젠테이션으로 자기 생각을 상대에게 전달한다면, 다음 날 아침부터의 그 모습으로 살아갈 수 있을 것 같지 않나요?

깨어 있는 동안 극한까지 자신을 몰아넣음으로써 꿈의 세계조차 자신의 성장에 활용하는 것이 바로, 장면입니다.

효과② 얕은 논렘 수면이 운동신경을 키운다

장면의 키를 쥐고 있는 것이 최신 연구로 밝혀진 '얕은 논렘 수면'의 효과입니다.

'들어가기 전에'에서 설명한 바와 같이 수면은 '렘 수면', '얕은 논렘 수면', '깊은 논렘 수면'의 3가지로 크게 구분됩니다. 이 중 '얇은 논렘 수면'은 전체 수면 중 50~60%를 차지함에도 불구하고, 지금까지 그 기능에 대해서는 잘 알려지지 않았습니다. 얕은 논렘 수면 중에는 '수면방추파'라고 불리는 특수한 파형의 뇌파가 나타나는 것으로 알려져 있습니다.

최신 연구에서는 이 수면방추파가 나오는 동안에는 일어나 있을 때 학습한 것을 뇌에 정착시키거나 운동신경을 발달시키는 효과가 높아진다는 것이 밝혀졌습니다.

일반적으로 '운동신경이 좋다'라는 말은 운동능력이 높은 사람을 가리키는데, 뇌과학의 세계에서 '운동신경'은 뇌에서 지시하는 것을 근육에 전달하는 신경을 말합니다.

'얕은 논렘 수면'은 먼저 깨어 있는 동안 뇌가 배운 움직임이나 약간의 요령을 확실히 뇌 속에 정착시키고, 그 지시를 빠르고 정확하게 근육으로 전달하는 신경을 성장시킵니다. 그 결과, 현실의 연습에서 손에 넣거나 꿈속의 가상 연습에서 익힌 스킬을 다음 날 이후에도 재현할 수 있는 상태를 만들어주는 것입니다.

친구인 신문 기자로부터 이런 이야기를 들은 적이 있습니다.

젊은 스노보드 선수가 최고 난도의 어려운 기술을 습득하려고 할 때의 일입니다. 그는 몇 달 동안 내내 연습했지만, 조금만 더 하면 될 것 같은 순간에 실패를 계속 한 굉장히 어려운 기술을 꿈속에서 처음으로 성공했습니다. 그는 눈을 뜨고 난 후 '뭐야, 꿈이었잖아'라고 실망했지만, 다음 날 아침부터 정말 그 기술을 할 수 있게 되었다고 합니다.

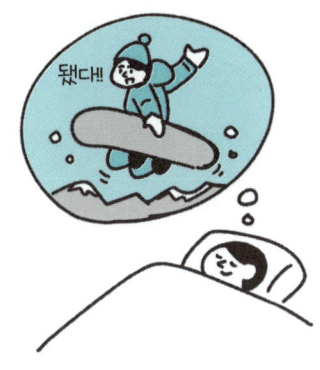

이는 '렘 수면' 중 가상훈련의 성과를 '얇은 논렘 수면'이 몸에 정착시킨 사례라고 할 수 있습니다.

효과 ③ 불편한 의식과 트라우마를 극복할 수 있다

렘 수면은 근육이 쉬고 있지만, 뇌는 활발하게 활동하는 상태라고 이야기했습니다. **이 상태를 효과적으로 잘 사용하면, 지금까지 '할 수 없어', '잘 못하겠다'라고 믿고 있던 것을 극복할 수 있게 됩니다.**

예를 들어, 거미를 싫어하는 사람이 있다고 합시다. 이 사람에게 자기 직전까지 '거미는 안전한 생물이다', '거미는 해충을 구제하는 등 세상에 도움이 되고 있다', '거미가 인간에게 위해를 가하는 일은 없다'라는 정보를 계속 준 후에 잠이 들게 합니다.

이것을 반복하는 동안 거미를 싫어한다고 느끼지 않게 되어 털북숭이 거미를 손에 얹힐 수 있게 된다는 예가 실제로 보고되고 있습니다.

이는 수면 중 '거미는 안전하다'라는 지식이 정착되면서 뇌에서 거미를 만지는 행동을 체험한 결과라고 볼 수 있습니다. 이 메커니즘은 여러 번 도전해도 넘을 수 없는 벽이 나타날 때, 그것을 극복하는 데 도움이 됩니다.

극복해야 할 벽이 있을 때 의식하면 할수록 그 벽이 높게 느껴지는 경험, 혹시 없으신가요? **'넘을 수 없다'라는 경험을 거듭하면서 잠재의식 속에서 벽의 존재감이 커져버린 것입니다.**

그럴 때 끝까지 해보다가 그날은 안 되어도 '나는 할 수 있다. 반드시 할 수 있다'라고 굳게 믿고 하루를 마무리해봅시다. '할 수 있다'라고 하는 기분 그대로 꿈의 세계에서 벽과 마주한 후, 뇌 안에서 그것을 뛰어넘을 수 있게 된다면, 현실에도 좋은 영향이 나올 것입니다.

오타니 쇼헤이 선수는 시즌 중에 완전히 새로운 구종(球種)을 습득하는 등 경이적인 학습 능력으로 알려져 있습니다. 훈련으로 자신을 끝까지 몰아가고, 그날 하지 못했다고 해도 '나는 꼭 할 수 있다'라고 생각하면서 하루를 마무리합니다. 그 결과, 꿈속에서 벽을 넘고, 수면 중에 그것이 뇌에 정착됩니다.

　오타니 선수가 멈추지 않고 계속 성장할 수 있는 이유는 바로 이러한 장면 전략에 있을지도 모릅니다.

전략 ③ 오타니 쇼헤이의 **장면 전략**

실천

장면 전략을 위한 사전 준비 1

가족이나 친구, 지인의 응원을 얻는다

– '10시간의 수면'을 확보하기 위해서는 희생이 따른다

그러면 이제 장면 전략을 실천해보도록 하겠습니다. 장면은 생활의 리듬뿐만 아니라 심신의 기능을 크게 바꾸는 전략이므로, 일정 기간 이상 계속할 수 있을 때 시작하십시오. **기간이 짧으면 짧을수록 효과는 상당히 제한적이 됩니다.**

장면은 이 책에서 소개하는 전략 중에서도 난도가 매우 높은 전략입니다. 크게 나눠 2개의 허들이 있는데, 하나는 **'극한까지 자신을 몰아넣을 수 있는가?'** 하는 것입니다.

이것을 할 수 있는 사람은 본래도 굉장히 드물지만, 만약 그것을 할 수 있는 사람이라도 또 다른 전제인 '주위에서 응원해주고 있는가?'라는 높은 허들을 넘지 않으면 안 됩니다.

장면 전략이 목표로 하는 수면 시간은 10시간이기에 예를 들어, 오전 7시에 일어나려고 한다면, 오후 9시에는 잠자리에 들어야 합니다.

소리나 빛에 방해받지 않고 잠을 자야 하고, 저녁 식사도 그것에 맞춰 꽤 이른 시간에 해야 하기 때문에 배우자나 가족의 생

활에도 크게 영향을 미치게 됩니다.

저녁 식사 시간을 생각하면 저녁 회식은 거의 불가능하고, 오후 9시 이후에는 전화나 SNS로 소통하는 것도 불가능하기에 친구나 선배 등 중요한 사람에게는 미리 양해를 구해둘 필요가 있습니다.

평소에 '신뢰'를 축적해둔다

보통 장면 전략을 행하는 사람은 오후 8시에 잠들어 오전 6시에 일어나는 생활패턴이 되는 경우가 많습니다.

뒤에서 자세히 설명하겠지만, **장면 전략에는 낮잠 시간이 꼭 필요한데, 오전 7시에 일어나게 되면 점심시간대에 낮잠을 자는 것이 어려워지기 때문입니다.**

가족이나 배우자의 단순한 이해를 넘어, '당신이 노력한다면, 내 사생활이 희생되어도 괜찮다'라고 생각해줄 정도의 강력한 지지와 응원이 필요합니다.

그러기 위해서는 만일의 경우 '이 사람을 위해서라면…'이라고 생각할 수 있도록, 평소에 노력이나 성의 있는 태도를 게을리하지 않고, 신뢰를 축적해두는 것이 중요합니다.

실천

장면 전략을 위한 사전 준비

2

직장의 이해를 얻거나 혼자서 어떻게든 해낸다

– 2시간 제대로 낮잠을 자기 위한 사전 교섭

　장면 전략은 1시간 30분에서 2시간 정도의 낮잠이 필수입니다. 낮잠을 통해 '자신을 극한까지 몰아간다 → 수면 중에 가상 트레이닝을 해서 그것을 정착시킨다'라고 하는 사이클을 하루에 2번 시행할 수 있게 되어 **실천한 대부분의 분들이 "하루를 2번 살아가는 느낌이 든다"라고 이야기합니다.**

　장면 전략에서 낮잠은 깨어 있는 시간의 정중앙 시간대 정도에서 취하는 것이 이상적이기에 오전 7시부터 오후 9시까지 깨어 있는 경우는 오후 1시부터, 오전 6시부터 오후 8시까지 깨어 있는 경우에는 정오 정도부터 2시간 동안이 됩니다.

　장면 전략에서의 낮잠은 잠깐 책상에 엎드려 자는 정도가 아니라, 제대로 본격적으로 누워서 잠들어야 합니다.

　급격한 성장을 위해서 필요한 행동이지만, 평범하게 회사에서 근무하고 있는 분이 직장에 잠자리를 마련해서 다른 사람들은 일하고 있는데, 혼자 잠을 자려면 굉장한 어려움이 따릅니다. 직장에서 이에 대한 동의를 얻는 것은 지금의 한국이나 일본에서는 굉장히 어려운 일일 것입니다.

물리적으로 직장에 매트리스를 들이거나 공용 소파를 독점해야 하는 것부터, 점심시간을 포함해 2시간이라고 한다면 '추가 1시간'의 수면에 대한 이해를 얻는 것은 쉬운 일이 아닙니다.

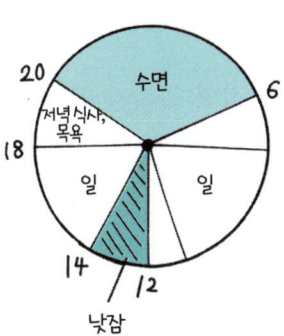

장면 전략의 스케줄 예시

장면 전략의 대단함과 필요성을 직장 동료에게 설명하고, 2시간의 낮잠 시간에 대해 진심으로 이해를 얻는 '정면 돌파'가 가능하다면 가장 이상적일 것입니다.

예를 들어, 사무실에 독립된 자기 방을 가진 톱 다운형의 경영자이거나, 주위 사람이 아무런 반론을 제기할 수 없을 정도의 압도적인 실적을 남기고 있는 사람이라면 실현 가능성이 있을 것입니다.

회사원의 경우, '1개월 한정'으로 시도해보자

다만 정면 돌파가 불가능하다고 해서 포기할 필요는 없습니다. 재택근무를 하는 사람이나 프리랜서라면, 일부러 누군가에게 "저 2시간 동안 자겠습니다"라고 말해서 허락받지 않아도 융통성 있게 시간을 활용해서 낮잠을 잘 타이밍을 만들어낼 수 있고, 집에 있기 때문에 어디에서 자야 할지 잠자리 걱정을 할 필요도 없습니다.

하루의 대부분을 회사 밖에서 보내는 외근 근무자인 경우에는 최근 유행하고 있는 수면 카페나 만화방 등을 활용한다면, 일과 타협하면서 2시간의 낮잠 시간을 확보할 가능성이 있습니다.

직장인 여러분에게 제가 추천하고 싶은 것은 한 달을 목표로 융통성 있게 잘 둘러대서 '이 한 달 정도라면 장면을 할 수 있다' 싶은 타이밍을 만드는 것입니다.

즉, 평소에는 풀타임으로 출근하고 있는 사람이라도, 예를 들어 일주일간의 휴가를 얻어 그 전후에 재택근무나 외근 등을 넣어서 회사에 일부러 전하지 않고 1개월 한정으로 낮잠 시간을 확보하는 등의 방법은 어떤가요?

자신을 크게 변혁하고 성장시키기 위해서이기에, 경우에 따라서는 '환절기라 조금 몸이 안 좋아져서…' 하는 등의 임시변통으로 둘러대는 것도 한 가지 방법이겠지요.

그리고 당신의 인생에서 정말 장면 전략이 필요한 타이밍이라면, 재택근무를 할 수 있는 직장으로 옮기거나, 일하는 방식을 바꿔 프리랜서의 길을 선택하는 것도 현명하고 용기 있는 판단일지 모릅니다.

전략 ③ 오타니 쇼헤이의 장면 전략

실천

장면 전략을 위한 사전 준비

3

주문 제작 베개를 만든다

– 다만, 지나치게 완벽함을 추구해서는 안 된다

10시간 동안 깨지 않고 계속 잠들기 위해서는 수면을 위한 환경도 매우 중요합니다. 기본적인 수면 환경을 조성하는 방법에 대해서는 Chapter 01의 실천 편에서 설명했습니다. 그것을 참조해 제대로 실행해주시길 바랍니다.

그런데 장면을 위해서는 그것만으로는 조금 부족합니다. **추가 대책으로, 맞춤 베개를 준비해봅시다.**

지금은 백화점이나 조금 큰 쇼핑센터, 인터넷 쇼핑몰 등에서 쉽게 베개 전문점을 찾을 수 있고, 가격도 1만 엔대부터 시작해서 저렴합니다.

주문 베개를 만들고 싶다고 말하면, 대부분의 매장에서는 뒤통수에서부터 등에 걸쳐 몸의 커브를 측정하고, 그것을 바탕으로 전문 상담원이 가장 기본이 되는 베개 높이를 결정해줍니다. 그 후, 높이 취향이나 안에 넣는 소재 등의 취향을 듣고 미세 조정을 반복하면서 자신에게 맞는 베개를 만들어줍니다.

몸이 베개에 익숙해지는 시간이 필요하다

다만 **주의해야 하는 것은 너무 과하게 '이상적인 베개'를 추구하는 것입니다.** 모처럼 주문 제작으로 베개를 만들었음에도 막상 자보면 '음, 왠지 나한테 안 맞는 것 같은데?' 하는 상황이 일어날 수 있습니다.

같은 소재라도 환경이나 기분에 따라 느끼는 방법이 다를 수 있고, 측정 데이터에 기반한 베개라도 전날까지 자고 있던 베개와는 다른 것이기 때문에 위화감을 느낄 수도 있습니다.

물론, '전혀 맞지 않는다'라고 느낀다면 다시 조정할 필요가 있지만, '특별히 주문 제작한 것이기에 조금의 위화감이 있을 리가 없다'라고 생각한다면 자기에게 맞는 베개를 만나지 못하는 '베개 난민'이 될 수 있습니다.

자기 몸을 측정하고 그 데이터를 바탕으로 전문가와 상담해서 주문한 베개라면, '전혀 맞지 않을' 일은 없을 것입니다.

베개가 몸에, 몸이 베개에 익숙해지는 데는 어느 정도의 시간이 필요하기에, 웬만한 일이 아닌 한 한동안은 계속 사용해보는 것을 추천합니다.

그리고 자신에게 맞는 베개 모양이나 소재를 파악했다면, 이후부터는 그것과 같은 기성품을 사도 괜찮습니다.

> **미니 칼럼** 外出 시 낮잠 환경을 조성한다
>
> 낮잠을 잘 때도 제대로 누워서 자는 것이 중요합니다. 앞서 말했듯이 **풀타임으로 출근하고 있는 사람이라면 직장에 매트리스나 소파 등의 잠자리를 준비할 필요가 있습니다.** 안대나 귀마개도 꼭 필요합니다.
>
> 재택근무를 하거나 프리랜서인 사람은 밤과 똑같은 잠자리이기에 걱정이 없지만, 외근 등으로 회사 이외의 장소에서 자는 경우는, 예를 들어 자동차라면 단순히 좌석을 뒤로 끝까지 넘기는 정도가 아니라, 뒷좌석을 사용해 평평한 잠자리를 만들어보는 것은 어떨까요.
>
> 뒤척일 수 있는 정도의 넓은 잠자리를 준비해 편안한 복장으로 갈아입을 수 있다면, 최고일 것입니다.

실천

장면 실행 1

뇌에 극한까지 부하를 가하다

– 지금까지 할 수 없었던 것을 끝까지 추구하라

여기까지 준비가 되면, 드디어 본격적인 장면의 실천으로 넘어가봅시다. 해야 할 일은 간단합니다. '뇌에 극한까지 부하를 가하는 것'입니다.

중요한 것은, 운동선수의 경우일지라도 장면 전략을 활용할 때, **부하를 걸어야 할 대상은 '육체'가 아니라, '뇌'라는 것입니다.** 그리고 뇌에 부하가 되는 운동의 조건은 '정한 양을 해내는 것'이 아니라, '지금까지 할 수 없었던 것을 끝까지 추구하는 행동'입니다.

제가 이를 기업 강연 등에서 이야기하면, "저는 저 자신에게 굉장히 부하를 걸고 있습니다"라고 말씀하시는 분들이 종종 계십니다. 그러나 이야기를 들어보면 장거리를 달리고 있다든가, 열심히 근육 트레이닝을 하는 정도가 대부분으로, 유감스럽게도 이 정도로는 장면을 위해 필요한 부하라고 할 수 없습니다.

앞에서 말씀드렸듯이, 장면을 위해서 필요한 것은 '뇌에 극한까지 부하를 가하는 것'입니다. **이미 할 수 있는 것은 반복해도 효과가 없고, '지금까지 해본 적 없는 새로운 움직임'이나 '지금은 아직 할 수 없는**

전략 ③ 오타니 쇼헤이의 장면 전략

미지의 움직임'을 어떻게든 몸에 익히려고 하는 것이 뇌에 부하를 줍니다.

예를 들어, 근육 트레이닝이나 조깅의 경우, 지금까지 한 번도 해본 적 없는 사람이 처음 하는 경우라면, 뇌에 부하가 되지만 이미 익숙한 사람이 그것을 반복한들, 이는 장면을 위한 부하가 되지 않습니다.

따라서 장면을 통해 급격한 성장을 하기 위해서는 같은 경기라고 할지라도 항상 새로운 움직임이나 기술에 도전해야 합니다.

강도 높은 훈련에 데이터 분석을 추가해본다

마찬가지로, **몸이 아니라 직접 뇌에 부하를 거는 경우에도, '할 수 있는 것'을 반복한들 장면을 위한 부하가 되지 않습니다.**

단순한 암기나 반복이 아닌, 깊이 있고 논리적으로, 미지의 세계를 헤치고 들어가는 것 같은 사고야말로 진정한 의미에서 뇌에 부하를 줍니다.

'할 수 있는 것을 반복'하면, 뇌 안에서 도파민이 방출되어 쾌감을 느낀다고 합니다. 도파민에 치인 쾌감을 위한 행동으로는 뇌에 부하가 될 수 없습니다.

근육 트레이닝이나 조깅, 혹은 스도쿠 같은 습관에 빠지는 사람은 높은 확률로 노력가이거나 극기심이 강할 뿐만 아니라 도파민의 영향도 크게 받고 있을 것입니다.

긴 잠을 실천하기 위해서는 이 점을 자각하고 뇌에 제대로 된 부하를 걸 수 있도록 해야 합니다.

장면을 위해 뇌에 부하를 걸려면 '할 수 없는 것에 도전한다', '달성하면 새로운 것에 도전한다'라고 하는 강한 의지가 필요합니다.

그리고 10시간이나 되는 장면 전략을 실현하기 위해서는 이와 같은 '뇌에 대한 부하'를 매일 극한까지 반복해야 합니다. **뇌, 혹은 신체, 한 가지만으로 '극한까지의 부하'를 얻는 것은 상당히 어렵고, 그 양쪽을 함께 해야 효과적입니다.**

예를 들어 운동선수라면, 힘든 훈련과 더불어 자신의 경기를 물리학이나 수학의 관점에서 전문적으로 해석해봅니다. 어학이나 악기를 익히고 있는 사람이라면, 지금까지 해본 적 없는 스포츠나 필라테스 등의 새로운 움직임에 도전해봅니다.

이처럼 장면 전략을 실현하기 위해서는 신체와 뇌, 2가지 채널 모두에서 뇌에 극한까지 부하를 걸 필요가 있습니다.

실천

장면 실행 2

'즉시 오프모드'로 전환해 꾸고 싶은 꿈을 노린다

– 자기 직전 1시간 동안 하면 좋은 5가지 습관

장면 전략의 포인트 중 하나는 꿈을 가상 트레이닝의 장으로 활용하는 것입니다.

꾸고 싶은 꿈을 100%로 꾸는 것은 당연히 불가능하지만, 깨어 있는 동안의 훈련을 꿈에 가져올 수 있는 확률을 높이기 위해서는 머릿속에 맴도는 생각을 바꾸지 말고, 깨어 있을 때의 사고를 유지한 채 잠들어야 합니다.

한편, 쾌적하게 잠들기 위해서는 몸을 온에서 오프모드로 전환하는 것도 필수입니다. 그래서 필요한 것이 **'자기 직전 1시간 동안 빠르게 몸을 수면 모드로 전환'**하는 기술입니다.

뇌에 극한까지 부하가 걸린 상태라고는 하지만, 잠자기 쉬운 정도에는 개인차가 있습니다. 눈을 감으면 바로 잠이 든다는 사람도 있지만, 바로 잠이 안 드는 사람도 많기에 몸을 수면 모드로 전환하기 위한 구체적인 방법을 배워봅시다.

스텝 1. 조명을 어둡게 합니다

먼저 방의 조명을 어둡게 해야 합니다. **기준은 500룩스 이하, 가능하면 300룩스 정도가 좋습니다**(조도계는 스마트폰 앱에서 쉽게 구할 수 있습니다). 불빛의 색은 형광등의 주백색보다 따뜻한 전구 색이 잠을 더 잘 자게 한다고 알려져 있습니다.

스텝 2. 미지근한 물에 몸을 담급니다

욕실도 어둡게 만든 후 **41도 이하의 미지근한 물에 10분 이상 몸을 담급니다.** 이때 라벤더 등 잠을 유도하거나 몸을 편안하게 하는 향의 입욕제를 사용하면 더욱 효과가 뛰어납니다.

스텝 3. 욕실에서 나오면 스트레칭을 합니다

욕실에서 나오면 바로 가볍게 스트레칭을 합니다. **스트레칭으로 근육의 긴장이 완화되면 부교감신경이 우위가 되고 체온도 내려갑니다.**
사람은 수면에 들어가면 체온이 급격히 떨어지기에, 이를 이용해서 '목욕 → 스트레칭' 순서로 원활하게 체온을 낮춰주는 것입니다.

스텝 4. 체온·실온을 조절합니다

실온은 에어컨을 사용해서 조정합니다.

여름철은 28도 정도, 겨울철에는 14도 정도가 좋습니다. 체온을 쉽게 방출하기 위해 잠옷은 스웨터보다는 목 부분이나 소맷부리가 여유롭게 열린 파자마 타입을 추천합니다.

그럼에도 여름에는 체온이 잘 떨어지지 않기 때문에 선풍기나 냉각 시트 등으로 몸을 식히도록 합시다.

스텝 5. 알아들을 수 없는 팝송을 듣습니다.

Chpater 02의 '쾌면 전략'에서는 자기 전 오프 모드로 바꾸기 위해 루틴이나 명상을 추천했지만, '장면 전략'의 경우, 이러한 방법은 좋지 않습니다. 오히려 반대로 자신의 트레이닝을 되짚어보거나 간단하게 복습하는 등, 조금 전까지 했던 사고를 머릿속에 남기도록 해야 합니다.

각자 '이 음악을 들으면 잠이 온다'라는 곡이 있다면, 적당한 크기로 듣는 정도는 괜찮습니다. 일반적으로 가사가 있으면 마음이 움직이게 되는 경우가 많기 때문에, 가사가 없는 곡이나 잘 알아들을 수 없는 팝송 등이 좋습니다.

목욕 후 1시간을 기준으로 방을 완전히 어둡게 하고 소리도 차단한 후 잠을 잡시다.

실천

장면 실행 3

자는 중에는 화장실에 가지 않는다

– '밤의 화장실 대책'은 마시지 않는다, 모으지 않는다, 몸을 따뜻하게 한다

    뇌에 극한의 부하를 가할 수 있었다고 해도, 10시간을 계속해서 자는 것은 결코 쉽지 않습니다. 특히 문제가 되는 것이 인간에게 있어서 피할 수 없는 생리적 현상인 배설입니다.

    일본배뇨기능학회에서는 연구를 통해 40대에서 40%, 50대에서 60%의 사람들이 화장실에 가기 위해 한밤중에 일어난다고 발표했습니다.

밤의 화장실 대책은 크게 나눠서 3가지입니다.

1. 잠들기 1~2시간 전에는 수분의 섭취를 피해야 합니다

    장면 전략의 경우, 잠들기 1시간 전에는 목욕하기에 대량의 수분을 섭취하고 싶어지지만, 컵의 반 정도만 물을 삼키고, 기본적으로는 입에 머금거나 입안이나 입술을 촉촉하게 하는 정도에서 뱉어내도록 합시다. 이뇨 작용이 있는 알코올이나 카페인은 물론 삼가시기를 바랍니다.

2. 하반신의 수분을 몸 전체로 보냅니다

입술을 적시는 것만으로는 여전히 체내 수분이 부족합니다. 그렇기에 이번에는 깨어 있는 동안 하체에 쌓여 있던 수분을 몸 전체로 끌어올립니다.

목욕을 마치고 나와 스트레칭을 한 뒤, **발뒤꿈치와 바닥 사이에 쿠션을 끼워 발뒤꿈치를 30cm 정도 높게 한 상태에서 10분간 누워 있습니다(그림).**

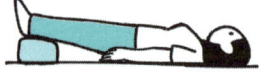

다리를 30cm 정도의 높이로 들고 10분간 누워있는다.

or

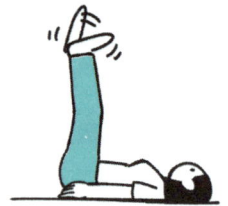

발목을 중심으로 빠르게 발을 흔들흔들한다. (30회 3세트)

장면의 경우, 신속하게 잠들 필요가 있기에 허리를 바닥에 붙인 채 다리를 수직으로 올리고 발목을 축으로 해서 다리를 빠르게 흔들흔들 움직이는 운동(30회×3세트)으로 대체할 수 있습니다.

3. 복대로 배를 따뜻하게 합니다

배가 차가워지면 화장실이 가고 싶어지기에 온몸은 차게 하면서도 배는 복대로 따뜻하게 만들어줘야 합니다. 회사의 CEO나 최우수 선수 중에서도 복대를 애용하는 사람이 대단히 많습니다.

이러한 대책으로 화장실을 가기 위해 일어나는 것을 막을 수 있어도, 자는 동안 땀을 흘리거나 해서 이번에는 반대로 목이 말라 잠에서 깨게 되는 경우가 있습니다.

하지만 그것은 예상 범위입니다. **머리맡에 페트병이나 물병에 넣은 물을 준비해두도록 합시다.**

'침대에서 나와, 화장실까지 걷고, 조명을 켜는…' 행동으로 잠이 완전히 깨버리는 것보다는, 머리맡에 둔 물을 입에 머금는 쪽이 수면에 미치는 영향은 훨씬 적습니다.

전략 ③ 오타니 쇼헤이의 **장면 전략**

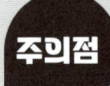

그저 게을러서 많이 자는 타면(惰眠)이 되기 쉽다

앞에서 장면은 다른 전략에 비해 매우 난도가 높다고 말씀드렸습니다. 물리적으로 10시간+낮잠 2시간이나 잠을 자는 것이니, 주위의 어려움도 물론 있지만, 가장 어려운 것은 '정말 장면을 제대로 잘하고 있는지 확인하기 어렵다'라는 점에 있습니다.

장면의 효과를 제대로 얻기 위해서는 뇌에 극한의 부하를 걸 필요가 있습니다. 그런데 부하의 정도를 자각하기 어렵기도 하고, 사람은 누구나 타협하며 무심코 자신에게 무른 태도를 보이기 쉽습니다.

'10시간을 자고 있지 못하는 상태'라면, 그것은 분명 뇌에 부하가 부족하기 때문이므로 초기에 충분히 대처할 수 있습니다.

그런데 만약 10시간 자고 있다고 해도, 사실은 뇌에 부하를 극한까지 주어서 그런 것이 아니라, 오래 잘 수 있는 체질이라 그런 것이거나 효과가 희박한 수면을 그저 이어가고 있는 것뿐일 수도 있습니다.

이 경우, **수면 시간은 길어도 사실 장면의 효과는 없고 '그저 10시간 자고 있을 뿐'**입니다.

매우 두려운 일이지만, 인생에서 가장 소중한 시기라고 생각하고 자신을 변화시키려는 귀중한 시간을 그저 타면으로 낭비해버릴 수도 있습니다.

명확한 통계가 있는 것은 아니지만, 제가 다른 이들의 수면을 지도한 경험에 의하면, 장면에 도전한 사람의 50% 이상은 사실 성공하지 못했을 가능성이 크다고 생각합니다.

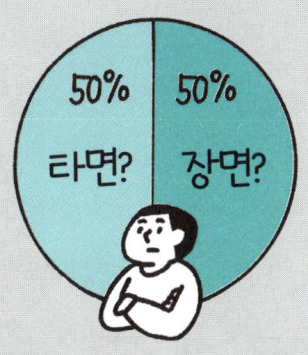

안타깝게도 장면은 누구나 쉽게 실현할 수 있는 것이 아닙니다.

장면인지, 아니면 그저 오래 자는 타면인지, 그것을 알 방법은 장면의 효과를 실감하고 있는지, 없는지 자신에게 물을 수밖에 없습니다.

역설적이기는 하지만, 만약 뇌에 대한 부하가 충분하지 않고 뇌과학적인 의미에서는 장면 효과가 나오지 않았다고 해도 마음속 깊은 곳에서 '오 좋았어! 효과가 나오고 있어!'라고 느끼고 있다면 그것은 장면에 성공하고 있다고 할 수 있습니다.

장면 전략에서 가장 중요한 것은 자신을 엄격하게 평가하는 것입니다. 그리고 조금이라도 효과가 부족하다고 느껴지면 뇌에 지금보다 더 부하를 계속 가하고자 하는 강한 의지를 가져야 합니다.

평가 기준이 허술하고 사실은 효과를 보이지 않음에도 '효과가 있다'고 판단해버린다면, 인생의 매우 중요한 시간을 잃게 됩니다.

엄격함을 잃으면, 신뢰 역시 잃게 된다

장면 전략의 실천을 위해서는 가족이나 배우자의 응원과 친구나 지인의 이해를 얻을 필요가 있다고 말씀드렸습니다. 주위의 지지가 반드시 있어야 하는 장면 전략이기에 그 신뢰를 배신하지 않도록 평소 이상으로 자신에게 엄격해질 필요가 있습니다.

장면 전략을 실천하느라 가족에게 부담을 주고 있음에도 만약 낮 동안의 노력을 게을리하고 있다면?

직장에서의 낮잠을 허락해주었음에도 퇴근 후 외출해서 음주하고 있는 것을 동료가 보았다면?

만약 어떤 어쩔 수 없는 사정이 있다고 해도 단 한 번의 사건으로 주위의 신뢰를 잃게 될 수 있습니다.

장면은 자신을 크게 성장시키는 반면, 주변의 관계를 어느 정도 희생시킬 가능성이 큰 전략입니다.

이 전략을 실천하려고 결심한 이상, 주위에서 자신을 어떻게 보고 있는지 평소의 몇 배로 강하게 의식할 필요가 있습니다.

장면 전략의 일인자라고 할 수 있는 오타니 쇼헤이 선수나 후지이 소타는 그 겸허하고 대범한 인품이나 항상 노력을 게을리하지 않는 태도가 널리 알려져 있습니다.

그렇기에 '구장에 개인용 매트리스를 반입해서 자고 있다'든가 '대국 중에 대기실에 이불을 깔고 낮잠을 잤다'라는 에피소드도 '건방지다', '제멋대로'라고 여겨지지 않고, '역시 일류는 다르다'라고 호의적으로 받아들여지는 것이겠지요.

장면은 누구나 쉽게 실천할 수 있는 전략이 아니라고 말씀드렸습니다. 만약 실천할 수 있었다고 해도 주변의 신뢰 관계가 깨지게 된다면, 인생 전체의 성공과는 멀어지게 됩니다.

장면으로 진정한 성공을 거둘 수 있는 것은 자신의 능력을 높이는 것과 동시에, 주위에서 누구나 인정하는 인간성, 그것에 근거하는 주변의 신뢰 관계, 그리고 자신에 대한 엄격함 같은 전인격적인 성장을 실현할 수 있는 사람일 것입니다.

Chapter
04

전략 ④

심야에
무적의 시간을 만든다

구로야나기 테츠코의
'이분할 수면 전략'

이분할 수면 전략이란?

이분할 수면은 오후 9~10시 같은 조금 이른 밤 시간에 3시간 정도 자고, 심야에 일어나서 3시간 정도 활동한 후에 다시 한번 3시간 자는 방법입니다.

첫 번째 수면에서 '깊은 논렘 수면'에 들어가 낮의 피로를 회복하기에 심야 2시간은 몸과 마음이 완전히 재충전된 상태에서 보낼 수 있습니다. 그 3시간의 피로도 두 번째 수면으로 해소하기 때문에 다음 날 아침도 상쾌하게 맞이할 수 있습니다.

이분할 전략은 탤런트, 유니세프 친선대사, 작가 등 다양한 분야에서 다재다능한 활약을 보이는 구로야나기 데쓰코 씨가 실천하고 있는 전략입니다.

이분할 수면은 초등학교 저학년 자녀가 있고, 아이와 잠자리를 함께해줘야 하는 부모에게 추천하고 싶습니다. 심야 3시간 동안 아이는 꿈속이고, 전화나 다른 요소로 방해받지도 않고, TV 등의 유혹도 없는, 자신이 해야 하는 일에 100% 집중할 수 있는 무적의 시간대를 손에 넣을 수 있습니다.

게다가 세상은 잠들어 있는데 나는 활동하고 있다는 설렘이 수동적이지 않고 능동적이며 적극적으로 활동할 수 있는 정신 상태를 만들어줍니다.

매일 3시간씩 활기차게 보낼 수 있는 자신만의 시간이 매일 새롭게 나타나기에 집중해서 질 높은 일을 해내기에도 좋고, 본격적으로 부업에 임하는 것도 좋으며, 취미나 자격시험을 위한 공부에 사용하는 것도 좋습니다. 시간 활용의 가능성은 무한대입니다.

《누에콩의 침대》시리즈 등으로 알려진 그림책 작가 나카야 미와(中屋美和) 씨나 〈New23〉의 오가와 아야카(小川彩佳) 캐스터 등이 육아 시절에 이 이분할 수면 전략을 활용했다고 합니다.

이 전략의 가장 큰 매력은 이 책에서 소개하는 7가지의 전략 중, **가장 간단하게 실천할 수 있고, 부작용도 거의 없다는 점입니다.**

이 챕터를 읽고 제대로 준비하면 내일부터라도 바로 실천할 수 있습니다. 그럼에도 긍정적인 효과는 굉장히 크기에 어떻게 보면 현대인에게 가장 행복한 전략이라고 할 수 있습니다.

이분할 수면은 어떤 사람에게 적합할까?

이분할 수면 전략은 다음과 같은 사람에게 가장 적합합니다.

단기적으로는
- 부업이나 투자, 자격시험 등 새로운 도전을 시작하고 싶은 사람

- 취미에 본격적으로 임하고 싶은 사람
- 사이버 대학교나 대학원 등에서 다시 공부하고 싶은 사람
- 육아에 지쳐 자신만의 시간을 갖고 싶은 사람
- 아이를 챙겨야 해서 아침에 활동할 수 없는 사람
- 기분이 풀리지 않고 정신적으로 문제를 안고 있는 사람
- 퇴근하거나 학교에서 귀가한 후 하고 싶은 일이 있는데, 매번 잠이 들어버리는 사람
- 단잠에 도전했으나 잘되지 않는 사람

장기적으로는
- 유아에서 초등학교 저학년 정도의 아이를 키우고 있는 사람
- 아이가 일찍 잠들지 않아 곤란한 사람
- 아이의 학력을 향상시키고 싶은 사람
- '아이가 있어서'라고 매번 체념하게 되는 사람
- 아침 활동을 하고 싶은데 아침에 약한 사람
- 7~8시간이나 한꺼번에 잠드는 것이 체질상 맞지 않아 잠이 깨버리는 사람

이분할 수면은 아이에게도 장점이 많은 전략입니다. 학력이나 정신적인 면에서도, 좋은 영향을 기대할 수 있습니다.

또한, 아이가 있고 없고 상관없이 누구라도 쉽게 활용할 수 있기에 앞의 예에 해당하지 않아도, 하고 싶은 것이 있어 '하루 중 추가로 3시간을 손에 넣을 수 있다'라는 말에 기쁨을 느꼈다면 한번 시도해봐도 손해가 없을 것입니다.

Case Study ④

대기업 사무직 **안자이 씨(가명·40대 여성)의 이분할 수면 전략**

안자이 씨는 남편과 1명의 자녀를 키우고 있는 3인 가족으로, 대기업에서 일하면서 4살짜리 아이를 키우고 있습니다. 아이는 보통 오후 9시경에 재우고 있는데, 좀처럼 잠들지 않거나 자신도 무심코 잠들어버리거나 하는 경우가 종종 있습니다. 그리고 아이가 잠든 이후부터 집안일을 시작하기에 늘 수면 부족 상태에 있습니다.

아이가 잠든 후, 스트레스 해소를 위해 술을 마시거나 인터넷으로 동영상을 보거나 쇼핑을 해서 더욱더 수면 부족에 빠지게 되는 악순환 상태입니다. 이러한 상태에서 빠져나오기 위해 안자이 씨는, 아이와 함께 오후 9시에 일단 취침한 후, 오전 0시에 일어나는 이분할 수면을 시작했습니다.

자정부터 3시간은 못 했던 일이나 취미, 기술이나 자격증을 습득하기 위해 사용하고, 다시 또 3시간 잔 후 오후 6시에 일어나는 생활을 했습니다.

그러자 수면 부족을 느끼는 일이 없어지고, 아침부터 기분 좋게 빠른 속도로 집안일을 정리할 수 있게 되었습니다. 일도 가족 관계도 순조롭고, 컨디션도 매우 좋은 상태가 유지되었습니다.

효과

효과 ① 무적의 3시간을 손에 넣을 수 있다

이분할 수면으로 손에 넣은 매일 3시간의 보너스 타임은 당신이 하루하루를 더욱 충실하게 보낼 수 있게 해줍니다. 게다가 그때의 당신은 평상시의 당신이 아닙니다. 3시간의 깊은 수면으로 낮 동안의 피로를 회복해 눈은 또렷하게 맑고, 두뇌는 깔끔하고 명석하며, 무언가에 임하려는 의욕도 넘칩니다.

제가 수면 지도를 하는 사람들 중 **이분할 수면을 실천하고 있는 분들에게 우울도를 측정하는 Q-DS 체크를 해보았더니, 대부분의 우울도 수치가 크게 개선되었습니다.**

의학적인 근거는 아직 없지만, 제 경험상 이분할 수면은 정신 상태를 개선해 의욕을 높이는 효과가 있는 것 같습니다. 게다가 (배우자도 함께 이분할 수면을 하는 경우에는 배우자가 옆에 있지만) 심야 시간이기에 방문자나 메일 등의 방해가 없어 자신이 마음껏 쓸 수 있다는 자유로움도 있습니다.

반짝반짝 빛나는 별을 손에 넣은 코밑에 수염이 난 게임 캐릭터처럼, 바로 '무적의 3시간'을 매일 손에 넣게 되는 것입니다.

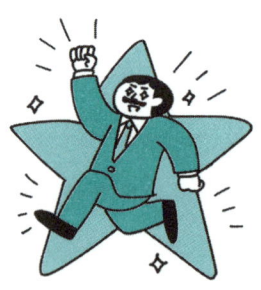

효과 ② 아이의 정서가 안정된다

일본의 아이들은 세계 각국의 아이들에 비해 수면 시간이 짧은 것으로 알려져 있습니다. **가장 큰 원인은 아이의 취침 시간이 늦다는 것입니다.**

아이에게 필요한 수면 시간은 3~5세의 경우 11~13시간이기에 아침 7시에 일어난다면 오후 8시에는 잠자리에 들어야 합니다. 그런데 후생노동성이 2001년생 어린이 4만 명을 대상으로 실시한 조사에 의하면, 4세 6개월 시점에서 가장 많은 취침 시간은 오후 9시대 50.1%, 다음으로 많은 것은 오후 10시대 21.9%로, 오후 9시 이전에 취침하는 어린이는 전체의 2할에 미치지 못한다는 결과가 나왔습니다.[16]

특히 부모가 둘 다 일을 하는 가정에서 늦게 잠드는 경향이 높기에 부모의 바쁨 정도가 아이의 취침 시간에 영향을 준다는 것을 알 수 있었습니다.

수면 부족은 아이의 정서에도 심각한 나쁜 영향을 줍니다. 짜증이 늘어남으로써 영유아의 투정이나 아동의 ADHD 등이 생기는 것이 보고되는 등, 이른바 '화를 잘 내는' 성격이 되기 쉽습니다.

나아가 등교 거부나 은둔형 외톨이의 원인이 될 수도 있다는

---

16) 2001년생은 현재 성인이지만, 원서의 기준을 그대로 따랐음을 알려 드립니다. - 편집자 주.

것이 다양한 연구에서 밝혀지고 있습니다. **수면 시간이 짧은 아이는 자기긍정감이 낮아진다는 연구 결과도 있습니다.**

이분할 수면을 실천하면 아이의 취침이 늦어지는 문제를 단번에 해결할 수 있습니다.

어른은 한 번 자도 한밤중에 무적의 3시간이 기다리고 있기에 어쨌든 '정해진 시간에 취침하기'에 집중할 수 있습니다. 소파에서 편하게 있는 것도, 좋아하는 텔레비전 프로그램을 보는 것도, 신경 쓰이는 동영상을 체크하는 것도, 내일의 회의 준비를 하는 것도 전부 뒤로 미뤄도 괜찮습니다.

엄마, 아빠는 텔레비전을 보면서 아이들에게 "빨리 자라"고 하면 불만이 나올지라도, 부모도 함께 잔다면 아이들도 납득할 것입니다.

효과 ③ 아이의 학력이 향상된다

아이의 취침 시간이 빨라져 충분한 수면 시간을 확보할 수 있게 되면, 학력 향상도 기대할 수 있습니다. 수면 시간과 성적과의 상관관계에 대해서는 다양한 조사를 통해 이미 밝혀져 있습니다.

예를 들어 2003년에 히로시마현 교육위원회가 실시한 조사에 의하면, **초등학교 5학년의 국어와 산수 부분에서 수면 시간이 10시간까**

지는 길면 길수록 성적이 올라 8~9시간인 아이들이 가장 좋은 성적을 거뒀다는 결과가 나왔다고 합니다.

이분할 수면이 자녀의 학력에 미치는 긍정적인 영향은 수면 시간의 길고 짧은 것에 그치지 않습니다.

유년기에 부모가 책을 읽어주는 것이 그 후의 학력 향상에 크게 영향을 주는 것은 널리 알려져 있습니다. 아이를 가진 부모라면 누구나 해주고 싶다고 생각하지만, 좀처럼 그런 시간을 낼 수 없어 고민하고 있지는 않나요?

이분할 수면으로 정해진 시간에 부모와 자녀가 잠을 자게 되면 그 시간에 그림책 읽기를 쉽게 습관화할 수 있습니다.

침대에 누워 그림책을 펼쳐 읽어주면서 아이와 함께 잠을 청하는 시간, 부모와 아이에게 얼마나 행복한 시간이 될까요.

효과 ④ 돈과 시간의 낭비를 막을 수 있다

스마트폰을 한 손에 들고 소파에 앉아 인터넷 사이트의 추천 상품을 무심코 사버리거나, 동영상 사이트에서 자동으로 추천하는 작품을 왠지 모르게 끝없이 시청하게 되는 요즘입니다.

뇌가 피곤한 상태에서는 사람은 수동적이 되기 쉽습니다. AI를 도입한 최근의 통신판매나 동영상 서비스는 그런 뇌의 틈을 적확하게 찔러, 당신을 그 안으로 잡아당깁니다.

하지만 이분할 수면으로 '무적의 3시간'을 얻은 당신은 조금 다릅니다. 뇌의 기능이 능동적이기 때문에 자신에게 정말 필요한 상품이나 동영상만 스스로 선택해서 얻을 수 있습니다.

인터넷 사이트에서 무심코 불필요한 것을 사고 있던 과거의 자신에서 오히려 집에 있는 불필요한 물건을 벼룩시장에 내다 팜으로써 용돈을 벌기 시작하는 자신으로 바뀔지도 모릅니다.

하루에 새로운 3시간이 생긴 것뿐만 아니라 AI가 의도한 대로 바치던 시간과 돈도 되찾을 수 있을 것입니다.

효과⑤ 창의적이 될 수 있다

프랑스의 라스코에는 세계유산에도 등재된 유명한 벽화가 있습니다.

동물과 사람들의 생생한 모습을 그린 멋진 벽화는 돌로 만든 뛰어난 램프 불빛으로 그려졌을 뿐만 아니라, 묘성(昴星)이나 다양한 별자리가 담겨 있기에 일설에는 야간에 그려진 것이 아니냐는 이야기가 있다고 합니다.

또한 고흐(Vincent van Gogh)의 대표작 중 하나인 '별이 빛나

밤이야말로 창의적인 작업을

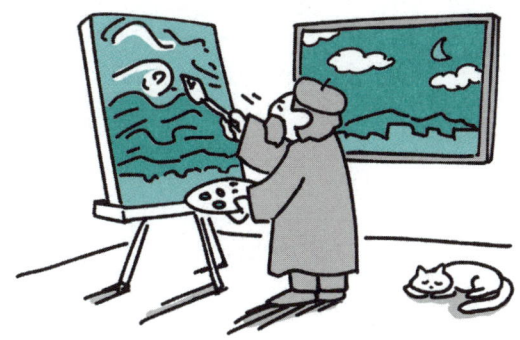

는 밤'은 정신병원 병실에 갇혀 있어서 야간에는 캔버스에 그림을 그리는 것이 금지되었던 시기의 작품으로, 고흐가 철창 너머로 본 야경이 바탕이 된 것으로 알려져 있습니다.

많은 연구자들은 고흐가 낮에 상상으로 그린 것이 아니라, 밤에 병실에 있던 숯 등으로 바탕이 되는 그림을 스케치했을 것으로 추측하고 있습니다.

밤의 어둠 속에서 동물들을 생생하게 그림에 담아낸 고대 사람들, 화필이 없어도 밤의 병실 안에서 솟아오르는 영감을 주체하지 못하고 손에 있던 숯으로 명작을 만들어낸 고흐.

밤에는 사람을 창의적으로 만들어주는 효과가 있습니다.

'무적의 시간'을 평소와는 조금 다르게 창의적인 활동에 활용해보는 것은 어떨까요? 멋진 시도가 될 것입니다.

실천

이분할 수면을 위한 사전 준비 1

진동 알람시계를 준비한다

– '식사, 목욕, 수면'을 하고 3시간 후에 일어나기만 하면 된다

앞서 말씀드렸듯이, 이분할 수면은 다른 수면 전략에 비해 굉장히 쉽게 실천할 수 있습니다.

<mark>우선은 밤 9~10시를 목표로 취침해봅시다! 그것뿐입니다.</mark>

'그렇게 빨리 잘 수 없어'라고 생각하시는 분들은 사실 큰 착각을 하는 것인지 모릅니다. 낮의 피로가 쌓인 상태에서 저녁 식사로 배는 부르고, 방에서 굉장히 편안한 자세로 있기 마련이기에 뇌의 기능은 틀림없이 크게 저하되어 있습니다.

즉, 누구나 잠들기 쉬운 상태입니다. 그렇기에 저녁 식사 후에는 소파에서 졸거나 하는 등의 일이 일어나기 쉽습니다.

졸음은 모처럼 높아진 수면에 대한 욕구를 크게 저하시키기 때문에, 이 타이밍에 꾸벅꾸벅 졸고 있다면, 침실에서 제대로 자는 것이 좋습니다.

아이를 재우는 경우라면 오히려 함께 잠들지 않는 편이 더 어렵다고 해도 좋을 정도입니다. 몸이 잠을 원하는 상태이기에 잠

을 자기 위한 루틴 등을 세세하게 생각할 필요도 없습니다.

'저녁을 먹고, 목욕하고, 잘 준비를 잘해서 정해진 시간에 잔다', 이분할 수면의 시작은 이것만으로 충분합니다.

가족을 배려하면서 알람시계를 맞춘다

오히려 첫 번째 과제는 3시간 후에 주어집니다. 혼자 자는 사람이라면 보통 알람을 맞춰두면 되지만, 아이와 함께 자는 경우라면 아이가 깨지 않도록 진동 알람시계의 알람을 맞춘 후, 이를 주머니에 넣고 자는 등의 노력이 필요합니다.

스마트폰 진동은 머리맡에서 두면 깜짝 놀랄 정도로 크게 울려 가족 모두가 깨버릴 수도 있고, 주머니에 넣으면 체중에 눌려 깨지거나 혹은 주머니에서 빠지게 되는 일도 일어날 수 있습니다.

수면을 측정하는 장치에 진동 알람 기능이 있으면 그것을 사용해도 좋고, 1,000엔 정도에 판매되고 있는 소형 진동식 알람을 구매하는 것도 방법일 것입니다.

3시간 수면으로 상쾌하게 잠에서 깨어날 수 없었다면, 논렘 수면 중에 깨버린 가능성이 있습니다.

웨어러블 디바이스를 통해 자신의 수면 사이클을 확인하고, 일어나는 시간을 앞뒤로 당기거나 미뤄서 잠이 얕게 든 타이밍에 기상할 수 있도록 조정합니다.

실천

이분할 수면을 위한 사전 준비 2

4번 옷을 갈아입음으로써 뇌의 스위치를 전환한다

– 파자마를 입고 잠들어서 일어나면 조금 신경 쓴 실내복으로 갈아입는다

여러분은 어떤 복장으로 잠을 자나요?

실내복과 잠옷이 같은 옷이라는 사람도 많지만, **이분할 수면을 실천하는 경우는 잠옷은 잠옷, 실내복은 실내복으로, 확실히 나누는 것이 중요합니다.**

잠옷은 맨투맨이나 운동복과 같은 타입이 아니라, 면 등 통기성이 좋은 소재에, 옷깃이 적당히 열려 있고, 앞에 단추가 있고 소매 부분이나 밑단이 조여져 있지 않은, 전형적인 파자마 타입을 추천합니다.

앞에서 이야기한 것처럼 몸의 열을 내보내기 쉬운 옷이 잠들기 쉽다는 이유도 있지만, **파자마 타입을 선택하는 데는 또 하나의 이유가 있습니다. 바로, 뇌에 '이제부터 잔다'라고 인식시키는 목적입니다.**

이분할 수면은 하루에 2번, 취침과 기상을 반복합니다. 원활한 수면을 취하고 기상 후 활발하게 활동하기 위해서는 복장을 바꿈으로써 뇌에 '이제 오프의 시간', '지금은 온의 시간'으로 인식시켜 모드 전환을 촉진하는 것이 효과적입니다.

잘 때 입는 옷을 '말 그대로 잠옷' 같은 파자마로 하는 것은 이러한 이유에서지만, '이것을 입는 것만으로도 졸려져'라고 할 정도의 마음에 드는 잠옷이 있다면 그것을 입으셔도 상관없습니다.

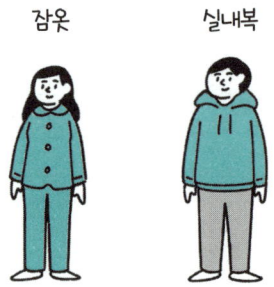

실내복과 잠옷을 구분해서 입는다

한편, 실내복인 분은 뇌가 '온의 시간이구나'라고 인식할 수 있도록 '집 앞 편의점 정도면 이대로 나갈 수 있다'라는 수준의 복장으로 합니다.

패션의 세계에서는 이러한 복장을 '원마일 웨어[17]'라고 부릅니다.

물론, 착용감이 좋고 편해야 하는 것이 가장 큰 조건입니다. **비싼 것이 아니라도 상관없기에 지금까지 실내복에 무심했던 분들도 대충 사람들 앞에 나갈 수 있을 정도의 실내복을 준비합시다.**

귀가하면 먼저 실내복으로 갈아입고 목욕 후에는 잠옷을 입습니다. 3시간 자고 일어나서 바로 실내복으로 갈아입은 후에, 다시 잠을 잘 때는 잠옷으로 바꿉니다.

총 4번 옷을 갈아입음으로써 뇌의 스위치를 확실하게 전환합시다.

---

17) 실내와 집 근처 1마일(1.6km) 반경 내에서 입을 수 있는 옷을 의미합니다. - 역자 주.

실천

이분할 수면 실행 1

육아 핑계를 대며 귀가한다

– '정시에 돌아갈 수 없다' 하는 핑계가 없어지는 필살 문구

비교적 실천하기 쉬운 이분할 수면이지만, 갑작스러운 잔업이나 직장 내 술자리, 거래처와의 모임 등의 생각지도 못한 이벤트가 종종 발생할 수 있는 직장인에게 '오후 9~10시에 반드시 집에 있는다'라는 명제를 클리어하는 것은 그 자체로 굉장히 어려운 일입니다.

다만 이 경우도 이분할 수면은 전략에 비해 조금 쉽습니다. 아이가 있고, 아이를 재우면서 이분할 수면을 하는 사람이라면 아이 핑계를 대면 됩니다. **직장에서 당당하게 "매일 밤 꼭 아이에게 그림책을 읽어주고 난 후에 함께 잠을 자기로 했거든요"라고 선언합시다.**

요즘 세상에서 워라밸을 중요하게 생각하는 것은 사회 상식입니다. 당신이 아빠든, 엄마든 '매일 꼭 아이와 함께 침대에 눕는' 습관을 회사에 선언하게 되면, 상사나 동료는 전적으로 동의해줄 수밖에 없습니다.

게다가 **당신에게는 '무적의 3시간'이 있기에** 만약 그 시점에 다 하지 못한 일이 있다면 "가져가서 집에서 할게요"라고 말하며 빙긋 웃기만 하

면 됩니다.

예를 들어 오후 7시 30분에 일을 마치게 되면, 그날의 아이 마중이나 저녁 식사 준비는 배우자에게 맡길 수밖에 없다고 해도, 취침 시간에는 맞출 수 있을 것입니다.

회식 역시 마찬가지입니다. 예를 들어, 시작을 6시 30분에 했다면, 1시간 정도는 성실하게 자리를 지키고 있다가 그 이후 "아이가 기다리고 있어서 여기서 이만 돌아가보겠습니다"라고 한다면, 거래처나 동료들도 이해해주지 않을까요.

아이가 없는 사람이 이분할 수면을 실천하는 경우에도 당당하게 '이런 수면법을 하고 있습니다'라고 전해두는 것이 좋습니다. 간단하게 할 수 있고, 누구나 한 번씩은 해보고 싶어지는 전략이기 때문에 '오! 그렇구나!'라고 관심을 두게 될 것이 틀림없습니다.

물론 그렇다고 해도 당신에게 영향을 받아 이분할 수면을 하게 된 상사에게 새벽 1시에 연락이 온다면 곤란하겠지만 말이죠.

실천

이분할 수면 실행 2

'두 번째 취침'을 확실하게 성공시킨다

– 짧은 루틴을 만든다

이분할 수면에서 조금 어려운 부분이 있다면, 바로 '두 번째 취침'입니다. 자고 일어나 활력이 넘치는 활동을 하면서 뇌가 풀회전하고 있는 상태에서 급격히 오프 모드로 전환하려면, 약간의 노력이 필요합니다. 앞서 이야기한 잠옷과 실내복으로 옷을 갈아입는 것도 그중 하나입니다.

잠이 들기 쉽거나 어려운 데는 개인차가 있고, 그 3시간으로 어느 정도의 피곤이 쌓이는지 역시 사람마다 다르겠지만, 여기서는 기본적인 루틴을 알려드리겠습니다.

루틴 1. 약간의 당을 섭취합니다

두 번째 취침하기 1시간 전에 졸음을 유도하기 위해 아주 약간의 당을 섭취합니다. 작은 케이크나 과자, 아이스크림, 미니 컵라면 등을 '남기면 아까운데…'라고 생각하지 말고 조금만 입에 대는 것입니다. 졸음을 유발하는 허브차도 적극적으로 추천합니다.

루틴 2. 파자마를 입고 양치를 합니다

취침하기 30분 전이 되면 방 안의 불빛을 조금 어둡게 하거나 전구 색을 바꾸면서 일이나 공부, 작업 속도를 조금씩 줄입니다. **취침 5분 전에는 파자마로 갈아입고 양치합니다.**

'파자마+양치'는 고정적인 '이제 잘 거야' 사인이기 때문에 여기서 뇌를 제대로 수면 모드로 전환합니다.

반드시 오전 4시까지는 잠자리에 든다

무적의 3시간을 실제로 경험하게 되면 너무 좋아서 더욱 길게 이 시간을 즐기고 싶다고 생각하게 되는 사람이 많은 듯합니다. 하지만 **절대로 지켜야 하는 것은 '오전 4시까지는 자야 한다'라는 것입니다.** 예를 들어, 도쿄의 경우, 여름철에는 오전 4시 반 전후로 해가 뜨기 때문에 그 30분 전에는 밝아지기 시작합니다. 사람은 날이 밝아져 오면 잠이 깨기도 하고, '빨리 잠들지 않으면 아침이 올 거야'라는 초조함이 더해져 잠들기 어려워집니다.

겨울철에도, 오전 4시 반이 지나면 신문배달원이나 새벽 배송 트럭 등이 활동을 하면서 밖에서 다양한 소리가 나기 시작합니다. 열차의 첫 차 역시 오전 4시대 전후로 많이 볼 수 있습니다.

4시가 지나면 신데렐라처럼 마법이 사라져버리는 것은 아니지만, **두 번째 수면을 취하지 못하면 다음 날 아침 컨디션에 큰 영향을 미치게 됩니다.** 아무리 컨디션이 좋고, 조금 더 활동하고 싶다는 생각이 들어도 무적의 3시간을 연장하는 것은 금물입니다.

잠을 설쳤다면 선잠으로 견딘다

그래도 만약 4시가 지나 두 번째 취침을 하게 되거나, 혹은 제대로 3시에 자려고 했음에도 잠이 들지 못했거나 해서 두 번째 수면을 제대로 취하지 못했다고 해도 걱정하지 않으셔도 됩니다. **오전 중에 다소 멍해지는 일이 있어도 점심시간에 25분 정도 선잠(파워 낮잠)을 잔다면 맑아진 머리로 오후 시간에는 일에 집중할 수 있습니다.**

너무 바빠서 선잠 시간조차 낼 수 없다면 5분, 10분 정도의 짧은 선잠도 효과가 있습니다. 그런 날은 집에 가서 맞이하는 첫 취침이 굉장히 기다려질 것입니다.

무너진 리듬을 그날로 되돌리는 것은 모든 전략의 공통된 철칙이지만, 이분할 수면이라면 저녁 식사를 하고 난 후 바로 잘 수 있기 때문에 졸음을 참을 필요도 별로 없습니다.

미니 칼럼 **한밤중의 활동에 아침에 할 허드렛일을 가져오지 않는다**

무적의 3시간 사용법에 대해 한 가지 조언할 것이 있습니다. 이 시간은 뇌가 활성화되어 있고, 능동적이며, 적극적이고, 창의적으로 활동할 수 있는 타이밍이기에 **가능하다면 낮에는 할 수 없는 자기답게 도전할 수 있는 무언가를 위해 써주었으면 합니다.**

낮에 할 수 없었던 일을 꼭 정리해야 한다면 어쩔 수 없지만, 다음 날 아침에 하려고 한 집안일이나 허드렛일을 이 시간에 하는 것은 굉장히 아까운 시간 사용법이라고 생각합니다.

실제로 무적의 3시간 동안에 집안일과 허드렛일을 한 분이 나중에 '나는 대체 한밤중에 일어나서 무엇을 하고 있는 것인가 싶어 슬퍼졌다'라고 말씀하신 것이 생각납니다.

시간은 꼭 당신 자신을 무적으로 만드는 데 사용하세요.

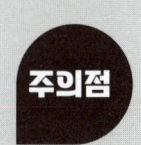
주의점

가족의 이해가 반드시 필요하다

이분할 수면의 단점을 한마디로 말하면, '세상의 상식에서 벗어나 있다'라는 것이 될 것입니다.

대부분의 사람들이 잠든 심야에 굳이 일어나 눈을 반짝거리며 활동하고 있기 때문에 모르는 사람이 보면 밤낮이 바뀐 상태로 사는 것처럼 보이기도 합니다.

그래서 이분할 전략을 실천할 때는 먼저 가족에게 이 전략에 대해 잘 설명하고, 이해를 얻는 것이 중요합니다.

첫 번째 취침 시간과 두 번째 기상 시간은 가족과 같은 타이밍이 되기에 아이나 배우자에게 미치는 영향이 거의 없지만, 그래도 밤에 일어나 활동하는 것에 대해서 제대로 말해두는 것이 좋을 것입니다.

밤에 움직이기 때문에 아무래도 전기료 등이 불필요하게 들고, 아무것도 몰랐던 아이가 우연히 밤중에 눈을 떠서 활동하고 있는 부모의 모습을 보면, '어른은 원래 이런 거야?'라고 충격을 받게 될지도 모릅니다.

특히 부모님이나 시부모님은 밤에는 자야 한다는 고정관념을 강하게 가지고 있는 세대이기에 한밤중에 활동하고 있는 것을 알게 되면 '아이에게 나쁜 영향을 줄 수 있다'라고 잘못된 인상을 가지게 될 가능성도 있습니다.

　부모 세대와 함께 살고 있거나, 때때로 부모가 집에 머물게 되는 경우, 귀찮더라도 이분할 수면이 아이들에게도 장점이 많은 전략임을 설명하고, 부모가 충분히 납득할 수 있도록 해야 합니다.

　실제로 아이에게 좋은 영향이 많은 전략이기에 말하면 반드시 알아줄 것입니다.

이웃 간의 다툼에 주의해야 한다

　이분할 수면에서 가장 조심해야 할 것은 밤중의 활동으로 주위에 폐를 끼치지 않는 것입니다. 가족에 대해서도 그렇지만, 그래도 역시 가장 주의해야 하는 것은 이웃과의 문제입니다.

　심야 0~3시에 활동하는 사람은 거의 없기에 당신이 내는 작은 소리나 진동이 이웃에게는 밤의 정적을 깨는 성가신 소음으로 느껴질 수도 있습니다.

　특히 아파트 등 공동주택의 경우, 의자 끄는 소리나 발소리 등 낮이라면 전혀 문제가 되지 않는 소리가 아래층에 크게 울릴 수 있습니다.

　당신이 활동하고 있는 방 바로 아래나 벽을 사이에 둔 옆방이 누군가의 침실일지도 모릅니다.

영어 회화를 공부하려고 큰 소리로 발음하다가 옆집에서 벽을 쿵 하고 두드리거나 한다면, 앞으로의 생활에 큰 지장이 생기게 됩니다.

믿을 수 없는 이야기지만, 제가 수면 지도를 한 분 중에는 '이분할 수면으로 생긴 3시간을 피리 연습을 하는 데 쓰고 있다'라는 분도 계셨습니다.

매일 한밤중에 어디선가 들리는 피리 소리···.

이웃 입장에서는 너무 무서운 일이고, '어디서 들리는지'가 확인되면 심각한 일이 발생할 수도 있기에 피리는 즉시 그만두는 것이 좋겠다고 이야기했습니다.

자신답게 도전적이고, 창조적으로 사용해달라고 이야기한 무적의 3시간이지만, 아무래도 악기나 춤, 체조와 같이 소리를 낼 수밖에 없는 활동은 피하는 것이 좋겠습니다.

의학적으로는 아직 밝혀지지 않은 것도 많다

마지막으로, 이분할 수면을 장기적으로 실행했을 경우의 의학적인 영향 등이 아직 충분히 연구되지 않았습니다. 많은 분들의 수면 지도를 하는 제 경험상, 눈에 보이는 부작용이 생긴 분은 한 명도 없지만, 이것을 10년 이상 계속했을 경우, 어떻게 되는지는 저 자신도 '아직 알 수 없다'라고 말할 수밖에 없습니다.

의학적으로는 신체에 미치는 영향에 대해 아직 모른다는 부분을 염두에 두고 조금이라도 컨디션에 불안한 요소가 생긴다면 바로 중지하는 등, 뇌와 몸 상태를 잘 살피면서 실천해주시길 바랍니다.

Chapter
05

전략 ⑤

조각 잠을 자도 머리가 가볍다!

크리스티아누 호날두의
'다분할 수면 전략'

다분할 수면 전략이란?

여기서 소개해드릴 것은 **밤에 몰아서 자는 것이 아니라 짧은 수면을 하루에 여러 번 취하는 것으로 대체하는 '다분할 수면 전략'**입니다.

만물의 천재라 불렸던 레오나르도 다빈치(Leonardo da Vinci)가 4시간마다 15분씩 다분할 수면을 취하고 있던 것으로 알려져 있는데, 최근에는 축구계의 슈퍼스타, 크리스티아누 호날두 선수가 **'90분간의 수면을 하루에 5회'** 하는 수면을 하고 있다고 해서 화제가 되었습니다.

이 전략을 잘 사용하면, 모유 수유 중인 부모나 트럭 운전사, 장시간 배를 타는 어부 등, 정해진 시간에 일정한 수면을 취하지 못하는 분도, 뇌의 기능이 저하되어 멍해지는 일이 없고, 높은 활동력을 유지하면서 쌩쌩한 상태로 활동할 수 있습니다.

'아이 때문에 좀처럼 잠을 잘 수 없다'라는 스트레스에서도 해방되기 때문에 정신적으로도 좋은 효과를 기대할 수 있습니다.

그런데 이 전략은 모든 분에게 '꼭 해보라고 추천하지는 않습니다. 이론적으로는 Chapter 01에서 소개한 단면 전략을 더욱 파고든 형태이기에 오래 지속하면 성격이 공격적으로 되거나 더 강한 자극을 요구하게 된다든가 하는 부작용도 우려됩니다.

또한, 인터넷에서 '분할 수면'이나 '다상 수면(多相睡眠)'을 검

색하면, '20분×하루에 6회' 등의 극단적인 수면법이 상위에 보이는데, 이러한 수면 방법은 그 효과나 안전성이 과학적으로 확인되지 않아 건강에 대한 악영향도 우려됩니다.

여기에서는 제 나름대로 정리한 비교적 사용하기 쉽고 안전성이 높은 다분할 수면 방법을 소개하려고 합니다.

다분할 수면은 어떤 사람에게 적합할까?

다분할 수면은 다음과 같은 사람에게 적합한 수면 전략입니다.

단기적으로는

- 0세 아기에게 수유 중이어서 밤에 몇 번이나 깨야 하는 사람
- 고객 사정으로 생활 리듬이 일정하지 않은 트럭 운전사
- 배에서 대기와 작업을 반복하는 어부
- 소방관이나 신문 기자와 같이 직업상 일정한 수면을 취할 수 없는 사람
- 심야 시간에도 해외에서 오는 연락에 지속해서 대응할 필요가 있는 사람
- 선거 중인 후보 등 극한 상황까지 바쁜 사람

장기적으로는

- 하루 중 컨디션이 좋고 나쁜 시간대가 명확하게 나뉘어 있는 사람

※ 장기적으로 이 전략을 실천하는 것은 추천하지 않습니다.

전략 ⑤ 크리스티아누 호날두의 **다분할 수면 전략**

Case Study ⑤

보험회사 영업사무직
아카기 씨(가명·30대 여성)의 다분할 수면 전략

　보험회사에서 일하는 아카기 씨는 30대에 출산해, 출산과 육아 휴직에 들어갔습니다. 아기의 수면이 불규칙해 충분한 수면을 취하지 못하고 우울한 상태가 될 뻔해 다분할 수면 전략을 실행하게 되었습니다.

　아기는 오후 7~10시 정도에 잠드는 일이 많았기 때문에, 아카기 씨도 이 시간대에 메인 수면을 취하기로 했습니다. 그리고 아기가 자는 동안 25분의 선잠을 하루에 4, 5회 자게 되었습니다.

　그러자 수면 부족이 해소되고 개운한 상태로 지낼 수 있게 되었습니다. 정신적인 면에서도 크게 개선되었습니다.

　생후 6개월경부터는 조금씩 아기를 밤에 재우는 생활로 전환해, 빈 시간을 활용해 마케팅이나 프로그래밍 공부를 시작했고, 자격증도 취득했습니다. 그녀는 육아 휴직 전보다 '파워 업'한 상태로 무사히 복직할 수 있었습니다.

효과

효과 ① 동물 본연의 모습에 가까운 형태로 잘 수 있다

현대인들은 밤에 6~8시간 동안 몰아서 잠을 자는 '단상성(単相性) 수면'이라는 수면 방법을 취합니다.

반면, 개나 고양이를 포함한 포유류의 대부분은 짧은 잠을 하루 동안 몇 번이나 반복해서 자게 됩니다. 이러한 수면 방법을 '다상성(多相性) 수면'이라고 부르고, 이것이 생물 본래의 수면 방식이라고 여겨집니다.

인간도 태어날 때는 모두 다상성 수면을 합니다. 아기일 때는 밤낮 구별 없이 자고, 몇 시간 간격으로 눈을 뜨지만, 이윽고 밤의 수면이 길어지면서 단상성 수면으로 바뀌게 됩니다.

일설에는 단상성 수면은 18세기 후반에 일어난 산업혁명 이후, 노동자들이 낮 동안에 효율적으로 일할 수 있게 되면서 도시 지역부터 점점 정착했다는 이야기가 있습니다.

그 이전 사람들은 밤의 수면을 중심으로 하면서도 피로 회복을 위한 낮잠이나 선잠도 섞는 완만한 다상성 수면을 취하고 있었을 가능성이 있습니다.

단상성 수면은 현대에는 주류인 수면 방법이지만, 그 역사는 의외로 짧다고 말할 수 있습니다. 적당한 다분할 수면은 생물에게 자연적인 수면에 가까운, 현대인인 우리가 받는 인상만큼 기

과거의 표준은 다분할 수면!

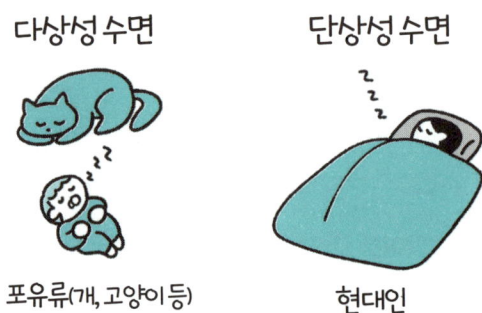

묘하고 특수한 수면법이 아니라는 것을 알게 되셨을 것입니다.

덧붙여, 미국의 논문이나 기사에서, '일본인은 주택 사정이 좋지 않아 집에서 충분히 잠들지 못하고, 전철 안이나 회의 중에 잠드는 것도 어느 정도 용인해준다. 그들은 지금도 다상성 수면이다'와 같은 논고를 볼 수 있습니다.

'동양인=원시적'이라고 하는 좋지 않은 고정관념이 느껴져 꽤 실례되는 말투라고 생각하지만, '일본인은 다상성 수면을 취한다'라고 하는 고찰에는 왠지 모르게 고개를 끄덕이게 되기도 합니다.

역시 서양인 입장에서 일본인은 지금도 너무 일을 많이 해서 밤에 충분한 잠을 잘 수 없다고 여겨지는가 봅니다.

효과 ② 상식을 버리는 것만으로도 스트레스가 줄어든다

　수유하거나 직업상의 제약 등으로, '짧게 나눠서 자는 수면이 괴롭다'라고 느끼는 분들도 많을 것입니다. 그런데 정말 충분한 수면을 취하지 못하는 분들도 있지만, 어쩌면 '잠은 밤에 한꺼번에 취하는 것'이라는 현대인들의 상식에 사로잡혀 **'나는 밤에 한꺼번에 잠을 못 자니까 괴롭다'라는 착각이 섞여 있을 가능성도 있습니다.**

　Chapter 01에서 소개한 단면 전략은 밤 동안의 수면을 5시간으로 줄이고, 낮 동안 25분간의 선잠을 자는 것으로 힘을 최대로 내서 장시간 활동한다는 것이었습니다.

　여기에서 소개할 다분할 수면은 바로 이 단면 전략의 응용 편입니다. **먼저 메인 수면은 3시간입니다.** 이 수면은 밤이 아니어도 됩니다. 하루 중 아무 때나 3시간 동안 깨지 않고 잘 수 있다면 상관없다고 생각해주십시오.

　이 3시간 동안 깊은 논렘 수면을 취해 뇌와 몸의 피로를 풉니다. 그리고 15분 정도의 짧은 선잠을 필요에 따라 여러 번 취하면, 졸음이 오거나 활동력 저하 등을 느끼지 않고 계속 쌩쌩한 상태에서 활동할 수 있습니다.

　다분할 수면은 모든 분들에게 추천하는 전략은 아니라고 이야

> **전략 ⑤** 크리스티아누 호날두의 **다분할 수면 전략**

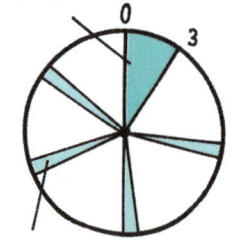

기했지만, 어쩔 수 없이 다분할 수면에 가까운 수면을 할 수밖에 없는 분들도 많습니다.

그런 분들은 **'밤에 한꺼번에 잔다'라는 생각을 '하루의 아무 때나 3시간 잔다'로, 의미를 바꿔주셨으면 합니다.**

상식을 없애고 새로운 규칙을 정하는 것만으로 수면 스트레스가 조금은 해소되지 않을까요.

실천

다분할 수면 전략의 실행 1

하루의 사이클 중 '3시간'을 발견한다

– '3시간의 메인 수면'+'15분 정도의 선잠을 반복'함으로써 극복한다

그럼 이제 다분할 수면 전략을 실천해봅시다.

언젠가 인터넷에서 하루에 '20분×6번'이라는 극단적인 수면법이 화제가 되었습니다.

하지만 많은 사람들의 수면을 봐왔던 제 경험상, 이런 방법으로 장기적으로 잘된 사람은 거의 없습니다.

앞에서도 이야기했지만, **제가 추천하는 다분할 수면 전략은 '3시간의 메인 수면'과 '15분 정도의 선잠 반복'의 조합입니다.**

이 방법이라면 많은 사람이 좌절하지 않고 또한, 적당한 기간이라면 건강상의 문제 없이 실행할 수 있을 것입니다.

이 전략을 선택해야 하는 사람은 기본적으로 '잠을 쪼개서 잘 수밖에 없는 사람'으로 '현재 수면이 힘들다고 느끼는 사람'입니다. 그런 상황에 처한 사람에게 다분할 수면의 실천 자체는 의외로 어렵지 않습니다.

우선, 하루 업무 사이클이나 아기의 수면 경향 등을 살펴 '3시간의 메인 수면'을 노릴 수 있는 타이밍을 정합니다. 낮이든 밤이든 '이 시간은

전략 ⑤ 크리스티아누 호날두의 **다분할 수면 전략**

3시간 정도 빌 때가 많다'라는 시간대를 찾아 적극적으로 3시간 메인 잠을 잡니다.

 물론 그날의 상황에 따라 잠을 못 자도 괜찮습니다. 그럴 때는 다른 타이밍에 어떻게 해서든 3시간을 노려 잘 수 있으면 좋겠지만 아무래도 어렵고, 졸음이 없어지지 않는 경우는 적당한 타이밍에 선잠을 거듭하면서 견딥니다.

실천

다분할 수면 전략의 실행 2

잠이 올 때 잔다

— 임기응변 수면으로 활동력 유지

전략 ⑤ 크리스티아누 호날두의 **다분할 수면 전략**

    수면 시간이 불규칙한 직업의 대표 격으로 트럭 운전사를 들 수 있습니다. 운전자는 휴게소나 졸음 쉼터 등에 정차해서 선잠을 자면서 목적지까지 장거리 운전을 합니다.

    지정된 도착 시간에 늦지 않도록 가능한 한 목적지에 접근한 후, 차 안에서 반입 시간을 기다리지만, 때로는 거래처의 사정으로 반입 시간이 변경되거나 목적지가 변경되는 경우도 있어, 이때 상당한 오랜 시간을 기다리게 되는 경우도 많다고 합니다.

    운전자에게 수면 부족은 사고로 직결되기 때문에, 어떤 의미에서는 그들은 모두 수면의 프로입니다. 그들은 휴식 중의 선잠뿐만 아니라, 대기 시간도 현명하게 활용해서 단기간의 선잠을 쌓아나갑니다.

    휴식의 타이밍은 교통 상황이나 거래처의 사정으로 바뀌기 때문에 **'졸려서 잔다'가 아니라 '잠이 올 때 잔다'라는 수면 스타일이 중심이 됩니다.**

    사실 이 수면 방식이야말로 다분할 수면의 본질이라고 할 수 있습니다.

잠을 안 자니까 졸린 것이 아니다

최신 연구에서 졸음은 수면 부족에 의해 생기는 것이 아니라, '뇌의 연속적인 각성으로 인해 일어난다'라는 것을 알아냈습니다.

원인은 아직 밝혀지지 않았지만, '계속 각성하고 있음으로써 체내에 어떠한 물질이 축적되는 것은 아닐까?' 하는 가설이 있습니다.

즉, **짧은 시간이라도 가끔 선잠을 취해 뇌의 각성을 중단시키면, 졸음을 느끼지 않게 된다**는 것입니다.

트럭 운전자들은 모두 현장 경험을 바탕으로 최신 뇌과학 연구 결과를 활용하고 있었던 것입니다.

다분할 수면을 실천할 때는 메인 수면 이외에 15분 정도의 선잠을 하루에 몇 번이고 자줍니다.

타이밍은 '졸린 때'라면 언제든 괜찮습니다. 필요한 횟수에는 개인차가 있지만, 기본적으로는 낮 동안에 졸리지 않게 된다면 적정 횟수의 선잠을 잘 취하고 있다고 생각해도 될 것입니다.

다만 단시간의 선잠만으로는 깊은 논렘 수면을 얻을 수 없기에 뇌의 피로는 해소되지 않습니다. 제가 다분할 수면에서 '하루 중 아무 때나 3시간의 메인 수면을 취해야 한다'라고 부탁하는 것은 바로 이 때문입니다.

실천

다분할 수면 전략의 실행 3

'아기의 리듬'에 맞춰 자신도 잔다

— 수유 중 수면 부족을 해소하기 위한 방법

다음으로, 좀 더 심각하고 긴급한 문제를 안고 있다고 여겨지는 신생아에게 수유하고 있는 분들을 위한 방법입니다.

아기가 밤에 여러 번 깨는 것은 사실 부모에게 정말 힘든 일입니다. 그런데 이때 '잠은 밤에 한꺼번에 취하는 것'이라는 상식을 잠시 머릿속에서 밀어내고 다상성 수면이 생물에게 자연적인 수면 형태라는 사실을 인식하면 '아기가 밤에 여러 번 깨는' 행위도 자연스러운 일로 느껴질 것입니다.

그리고 수유 중인 모든 부모에게 부탁하고 싶은 것은 **'밤인지 낮인지 상관없이 아기가 자고 있을 때 자신도 자는'** 것입니다. 즉, 어른의 상식을 버리고 아기의 리듬에 맞춥니다. 아울러 아기의 잠에 대한 2가지의 통계 데이터를 전하고자 합니다.

데이터 1. 0세 아이의 대부분은 1일 1회 이상, 3시간 반 정도는 통잠을 잡니다

다분할 수면에서는 '하루에 1번, 아무 때나 3시간 동안은 쭉

잠을 자야 한다'라고 이야기했습니다. '수면은 밤에 몰아서 잔다'라는 상식을 버리고 아기의 수면 리듬에 맞춰 잠을 자면 통계상으로는 하루 중에 어느 때는 부모도 3시간의 수면을 취할 수 있다는 것입니다.

만약 아기와 타이밍이 잘 맞지 않아 3시간의 잠을 잘 수 없었을 때는 배우자나 부모님 등의 서포트가 필요합니다. **하루 중 3시간 정도, 서포트 역할자가 아기를 100% 돌봐줌으로써 다른 사람이 3시간의 수면을 취할 수 있도록 해줍니다.**

데이터 2. 0세 아기의 평균 수면 시간은 13~16시간입니다

이 데이터에 근거하면, 아기는 어른보다 훨씬 긴 시간 동안 자고 있는 것이기에, 아기의 리듬에 맞춰 잔다면 어른도 제대로 선잠을 잘 수 있다는 결론이 나옵니다.

수유 중이라 아기 중심의 생활을 하는 사람일수록 다분할 수면을 실천하기 쉽다는 것을 알 수 있을 것입니다.

'잠은 밤에 한꺼번에 잔다'라는 상식을 버리고 아기의 리듬에 맞춰 잠을 자고, 하루에 어느 때든 3시간의 수면을 취하는 것.

이 2가지만 가능하다면, 수유 중의 다분할 수면은 거의 성공적입니다. 꼭 스트레스를 줄여 개운한 정신 상태를 손에 넣으시길 바랍니다.

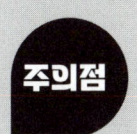
'인간다움'을 잃어버릴 가능성이 있다

다분할 수면에 대해서는 뇌과학적으로 아직 충분히 연구되지 않은 부분이 많아 뇌와 몸에 미치는 영향이 잘 알려져 있지 않습니다.

다만 '동물은 다상성 수면을 하고 있으니 인간에게도 역시 좋을 것이다'라는 생각에는 많은 전문가들이 의문을 표하고 있습니다.

우리 호모 사피엔스의 조상으로 여겨지는 호모 에렉투스는 약 7만 년 전에 불을 사용하는 법을 알아냈습니다. 불을 손에 넣은 이들은 밤사이에 맹수의 습격을 받을 염려가 없어 나무 위가 아닌 땅에서 편히 잠들게 된 것으로 추정됩니다.

연구자들 사이에서는 불을 손에 넣고 밤에 통잠을 잘 수 있게 된 것이야말로 원숭이 등의 동물과 인간을 분명하게 구분을 짓고, 인간을 인간답게 만들었다는 가설이 있습니다.

어느 정도의 시간 동안, 경각심을 풀고 한꺼번에 잠을 잘 수 있게 되자 뇌는 렘 수면, 얕은 논렘 수면, 깊은 논렘 수면이라는 3가지 수면의 혜택을 온전히 받아 인간다운 지성이나 창조성을 발달시켜왔다고 생각되고 있는 것입니다.

이 가설이 맞다면, **동물과 같은 극단적으로 잘게 쪼갠 수면은 '인간다움'을 잃게 할 수 있습니다.** 만약 졸음을 느끼지 않고 계속 활동한다고 해도, 지적인 활동이나 창조성이라고 하는 인간만이 가능한 활동에 지장을 초래하게 된다면, 오랜 기간에 걸친 지나친 다분할 수면을 계속하는 것은 리스크가 있을 것 같습니다.

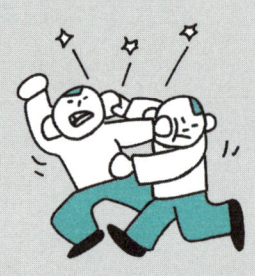

물론, 여기서 소개하고 있는 '3시간의 메인 수면과 선잠의 조합'이라면 지나친 다분할 수면에 비해서 리스크는 줄어듭니다.

하지만, 그 **방법상 단면의 한 가지 종류가 되므로, Chapter 01에서 이야기한 단면의 위험은 역시 피할 수 없으며, 장기간에 걸쳐 계속하는 것은 추천하지 않습니다.**

지금의 직장에서는 아무래도 수면을 잘게 쪼개서 할 수밖에 없고, 그것이 장기적으로 개선될 것 같지 않다고 생각되는 분은 당분간은 다분할 수면으로 버티면서 보다 일하기 쉬운 직장으로 이직하는 등의 대책도 꼭 생각해보셨으면 합니다.

아기와의 다분할 수면도 일시적으로만 활용한다

수유 중인 아기에게 맞춰 다분할 수면을 활용하는 분들도 이 수면법을 너무 오래 사용하는 것에는 주의가 필요합니다.

아기는 태어났을 때는 다상성 수면이지만, 점차 밤에 자는 시간이 길어지면서 단상성 수면이 된다고 이야기했습니다.

인간이 다상성 수면에서 단상성 수면을 하게 된 것이 산업혁명이라는 사회 변화에 의한 것이었다는 것을 생각하면, 아기가 단상성 수면으로 바뀌는 것도 부모를 중심으로 한 주위 환경에 적응해가기 위해서라고 생각됩니다.

따라서 **부모가 언제까지고 아기에게 맞춰 다분할 수면을 취한다면, 아기도 밤에 통잠을 잘 수 없게 됩니다.**

다분할 수면은 수유로 인한 쪽잠으로 피폐해져 스트레스를 안고 있는 부모에게 도움이 되지만, 지속하면 밤에 잠을 못 자는 생활이 길어진다는 모순도 있습니다.

아기를 위한 다분할 수면 역시 응급상황을 극복하기 위한 전술이라고 생각하고, 만 1세가 될 때까지 점차 밤에 통잠을 자는 생활에 가까워질 수 있도록 해주십시오.

Chapter

06

전략 ⑥

자신의 시간을
살아간다

마돈나의 '플렉스 수면 전략'

플렉스 수면 전략이란?

잠에 대해 생각할 때, 보통 '수면 시간'이나 '수면 법'에 집중되기 쉽지만, 또 하나, **'어느 시간대에 잠을 자는가?' 하는 요소도 중요합니다.**

자율출근제나 재택근무를 도입하는 기업이 늘고, 프리랜서라는 근로 방식이 확산됨에 따라 현대의 직장인들은 자신의 24시간을 스스로 설계할 수 있는 자유도가 그 어느 때보다 높아졌습니다.

이에 오전 7시에 출근해서 9시에 퇴근한다는 구태의연한 생활 사이클에 얽매이지 않고, 이른 아침이나 심야에 자신의 시간을 가지며 사생활을 만끽한다거나 부업으로 자기실현을 하는 것 등이 가능하게 되었습니다.

플렉스 수면은 '스스로 몇 시부터 몇 시까지 잠을 잘지'를 능동적으로 결정함으로써 하루를 보다 효율적으로 활용하는 전략입니다.

자신의 근무 시간에 맞춰 하루를 디자인할 수 있기에, 예를 들어 아침에 연습을 많이 해두고 싶은 학업을 병행하는 스포츠 선수 등은 '아침형', 누구에게도 방해받지 않고 취미를 즐기고 싶은 사람은 '저녁형'으로 생활하는 것입니다.

세계적인 아티스트 마돈나는 "밤이 더 창의적일 수 있다"라고 이야기하며, 주로 밤에 활동하고 오전 4시에 잠자리에 듭니다. 반대로, 애플의 CEO 팀 쿡(Tim Cook)은 부하 직원들이 일을 마친 심야에 대량으로 도착하는 메일을 훑어본 후, 적확한 지시를 내리기 위해 오전 4시 전에 일어난다고 알려져 있습니다.

현대인이 자칫 빠지기 쉬운 '무의식중에 점점 취침 시간이 느려지는' 상태일 때, **플렉스 수면 스킬이 있다면 간단하게 이상적인 취침·기상 시간으로 수정할 수 있습니다.**

왠지 정해진 시간에 자게 되거나, '일찍 일어나는 것은 몸에 좋을 것 같다'라든가, '아침 활동이 화제이기 때문이다'라고 하는 이유로 이른 아침에 일어나는 생활을 하는 사람은 많지만, 플렉스 수면을 익힌다면, 자신이 자고 있어야 할 시간과 일어나 있어야 할 시간의 베스트 타이밍을 생각해서 더욱 효율적으로 생활할 수 있게 될 것입니다.

플렉스 수면은 어떤 사람에게 적합할까?

플렉스 수면은 다음과 같은 사람에게 적합한 수면 전략입니다.

단기적으로는

- 어긋나버린 취침·기상 시간을 원래대로 되돌리고 싶은 사람
- 성수기에 한해서 일찍 일어나거나 취침 시간을 늦추고 싶은 사람
- 여름에만 일찍 일어나서 밝은 시간대를 최대한 활용하고 싶은 사람
- 부업이나 신규 사업 준비를 위해 일시적으로 심야 시간을 활용하고 싶은 사람
- 정기시험에 맞춰서 심야에 공부해서 바로 등교하는 생활을 하고 싶은 사람

장기적으로는

- 아침 활동으로 개학 전의 시간을 유용하게 사용하고 싶은 사람
- 밤에 활동할 수 있는 시간을 늘려 부업이나 자격증 취득에 사용하고 싶은 사람
- 극단적인 아침형이나 저녁형이라고 하는 자신의 성향이 옛날부터 변함이 없는 사람
- 하루 중 눈에 띄게 활동력이 떨어지는 시간대가 있는 사람
- 자율출근제로 출근 시간을 자유롭게 정할 수 있는 사람
- 활동력이 최고조인 시간대를 회사가 아닌 곳에서 맞이하

고 싶은 사람
- 직장을 옮겨 근무 시간대가 바뀐 사람
- 취직한 지 얼마 안 되어서 아침형 생활에 빨리 적응하고 싶은 사람
- 동아리 활동의 아침 훈련을 충실히 하고 싶은 사람

9할 이상의 사람은 사실 '아침형', '저녁형' 등의 수면 유형을 자유자재로 바꿀 수 있습니다. 그렇기에 그냥 막연하게 '아침에 일어나서 밤에 잠든다'라는 것이 아니라 깨어 있는 동안의 활동을 바탕으로 '몇 시에 자고, 몇 시에 일어나는 것이 최선인가'를 진지하게 생각해보세요.

'일찍 일어난 새가 먹이를 먹는다'라는 상식을 한번 머릿속에서 끄집어내 보세요.

Case Study ⑥

금융기관 관리직
루카와 씨(가명·40대 남성)의 플렉스 수면 전략

　금융기관의 부장인 루카와씨는, 아이와 함께 보내는 시간도 소중히 하고 싶다는 생각에 거의 매일 일을 집에 가지고 돌아갔습니다.
　하지만, 귀가했을 때는 완전히 지친 상태여서 아이를 챙기다가 스트레스 해소를 위해 술을 마시면서 일을 하기 때문에 당연히 효율은 떨어질 뿐만 아니라, 매일 일찍 집에 들어갔음에도 가족들로부터는 좋은 평가를 받지 못했습니다.
　게다가 취침은 항상 오전 1시였기에 회사에 출근해 오전 근무시간 중에는 일의 제동이 전혀 걸리지 않았습니다.
　그래서 그는 생활 리듬을 처음부터 재검토해서, '오후 10시 취침, 오전 5시 기상'이라는 새로운 시간대로 취침 시간을 변경하는 플렉스 수면을 하게 되었습니다.
　그러자 밤 시간대든, 아침 시간대든 가족과 즐겁게 보낼 수 있게 되었습니다. 아침에는 가족을 위해 아침 식사를 만들고, 아이에게 공부를 가르쳐 아이의 성적도 향상되었습니다. 또한, 오전 시간대부터도 척척 일을 해나가 일의 효율이 올라 저녁에는 대부분의 일을 끝낼 수 있게 되었습니다.

효과

효과 ① 정말 최고의 생활 사이클을 손에 넣을 수 있다

"당신은 아침 몇 시에 일어납니까?"라는 질문에 대답하는 것은 간단하지만, "그것은 왜입니까?"라고 묻는다면, 좀 생각하게 될 것입니다.

애초에 많은 사람들은 왜 아침, 일하는 시간에 맞춰 일어나는 것일까요? 똑같이 7시간을 잔다고 해도, 예를 들어 저녁에 취침하고 심야 시간에 일어나 그냥 자지 않고 회사에 가도 좋을 텐데, 그런 생활 패턴으로 사는 사람은 별로 본 적이 없습니다.

대부분의 사람들이 초등학생 때부터, 아니 어린이집이나 유치원 때부터 계속, 아침에 일어나 준비해서 집에서 나오는 생활을 해나갑니다. 그 결과, '아침에 일어나서, 낮에 활동하고, 밤에 잔다'라는 기본적인 생활 사이클을 사회 전체에서 공유하고 있다고 생각합니다.

하지만 이것은 당신에게 정말 최선의 수면 사이클일까요?

뇌가 최고의 활동력을 발휘할 수 있는 시간은 일반적으로 기상하고 나서 4시간 전후의 시간대라고 알려져 있습니다.

시티즌 시계(CITIZEN)가 2023년 11월에 발표한 조사 결과에 의하면, 직장인(남녀 각 200명)이 일에 가장 집중할 수 있다고 답한 시간대는 오전 10시가 31.8%로 가장 많고, 다음으로 오전 9시가 20.0%, 오전 11시가 13.8%였습니다. 또한, 아이디어가 잘 떠오르는 시간은 오전 10시가 21.3%, 오전 11시가 10.8%, 오전 9시가 8.0%로, 역시 오전 시간이 상위를 차지했습니다.

아사히그룹식품이 2023년 5월에 발표한 '수면에 관한 의식과 실태 조사'에 따르면, 직장인의 평균 기상 시간은 오전 6시 27분이었기에, 가장 집중할 수 있는 시간대 조사에서 상위를 차지한 오전 9~11시는 일어난 후 2시간 30분에서 4시간 30분의 시간대라는 것을 알 수 있었습니다.

여기서 생각해볼 수 있는 것은 **'당신의 베스트 상태를 어떻게 사용할 것인가?'** 하는 것입니다.

예를 들어, 자율출근자인 사람이 통근 러시아워를 피해 오전 11시에 출근하는 경우를 생각해봅시다. 이 사람이 오전 7시 이

활동력을 발휘할 수 있는 시간대는?

일에 가장 집중할 수 있는 시간

1위	10시	31.8%
2위	9시	20.0%
3위	11시	13.8%

번뜩이는 아이디어가 잘 떠오르는 시간

1위	10시	21.3%
2위	11시	10.8%
3위	9시	8.0%

출처 : 시티즌 시계 조사

후에 일어나게 되면, 출근한 시점에는 이미 베스트 상태가 끝나 있습니다. 그런데 기상을 오전 9시에 한다면, 그것에 맞춰서 취침도 조금씩 뒤로 밀리기에 일어난 후 4시간 후의 베스트 활동 타임을 낭비하지 않을 수 있습니다.

한편, 지금은 부업이나 자격증 공부 등에 힘을 쏟고 싶다고 생각한다면, 오전 5시에 일어나서 베스트 타임이 되는 오전 9~10시 정도까지는 집에서 부업이나 자격증 공부에 온 힘을 기울이다가 출근하는 방법을 이용할 수도 있습니다.

밤에 더 공부에 집중할 수 있는 사람이라면, 오전 9시까지 자다가 출근해서 퇴근한 후부터 심야 시간까지 충분한 공부 시간을 확보하겠다고 생각할 수도 있습니다.

어떤가요? 일찍 자고 일찍 일어나는 것이 누구에게나 반드시 최선이라고는 할 수 없다는 것을 이해하게 되셨을 것으로 생각합니다.

자율출근을 하는 사람을 예로 들었지만, 자신의 근무 시간을 기반으로 수면 계획을 짠다는 사고방식은 오전 9시 출근자나 밤 근무 중심의 사람이나 같습니다.

또한 프리랜서인 사람은 자기 일의 피크타임을 어느 시간대에 둘 것인지, 그리고 가족과의 관계 등도 고려해서 수면을 포함한 24시간의 생활 사이클까지 주체적으로 정할 수 있습니다.

다만, 앞에서 '9할의 사람은 아침형, 저녁형을 자유자재로 바꿀 수 있다'라고 이야기했지만, 아무래도 아침에는 머리가 멍해지는 등 하루 중 활동력이 현저하게 떨어지는 시간대가 있거나, 반대로 아침에는 엄청나게 머리가 맑거나 하는 등 성향이 고정되어 있는 사람이 있습니다.

강하거나, 반대로 약한 특정 시간대가 예전부터 계속 변하지 않는 분들은 그 시간대를 온전히 활용할 수 있는 생활 사이클이 될 수 있도록 수면 시간을 조정하는 것이 좋을 것 같습니다.

어쨌든 자신을 되돌아보면서 '언제 자야 할지'를 진지하게 생각하는 것이 플렉스 수면이 기본입니다.

효과 ② 체내 시계를 리셋할 수 있다

연말연시나 여름방학 등, 몰아서 휴식을 취하면 자신도 모르게 그만 취침 시간이 늦어져 아침에도 푹 자버리게 되는 경우가 생기게 됩니다.

잘 알려진 이야기지만, 일본인의 체내 시계는 평균적으로 24시간 10분 정도이기에 내버려두면 매일 조금씩 잠드는 시간이 뒤로 밀리게 된다고 합니다.

대부분의 사람들이 아침에 정해진 시간에 일어나는 것으로 체내 시계를 잘 조정하고 있지만, 긴 휴식 기간 등이 생기거나 했을 때는 그것이 흐트러지기 마련입니다. 많은 사람들이 일찍 일어나는 것보다 밤을 새우는 것을 더 편하게 느낀다는 것이지요.

취미 활동 등으로 무심코 밤샘을 하기 쉬운 사람의 경우, 점점 저녁형이 되어버려서 정신을 차려보면 수면 시간이 부족해져 아침에 일어나는 것이 괴롭거나 낮에 졸음이 몰려오거나 하는 사태가 발생합니다.

또한, 이제 막 사회인이 된 분들 중, 방심한 사이에 학창 시절의 저녁형 생활로 돌아가 아침에 도저히 일어날 수 없게 되어 출근도 하기 어려운 심각한 상황에 처하는 경우도 종종 보게 됩니다.

'자신이 이상이라고 생각하는 생활 사이클을 되찾고 싶다', 바로 이럴 때 플렉스 수면이 필요합니다.

플렉스 수면은 남들과 다른 시간대의 수면을 노리는 전략이 아닙니다. **스스로 취침 시간과 기상 시간을 정해 능동적으로 생활 사이클을 만들어내는 전략이기 때문에 지금 일찍 일어나는 것이 어렵다고 느끼는 사람이 일찍 일어나기 위해 활용하기에도 알맞은 전략입니다.**

구체적인 방법은 이후에 소개하겠지만, 플렉스 수면을 몸에 익혀두면 자신의 생활 사이클이 크게 흐트러진다고 해도 당황

하지 않고 큰 문제 없이 스스로 제대로 이상적인 사이클을 되찾을 수 있습니다.

효과 ③ 인생의 우선순위를 다시 생각해볼 수 있다

앞에서, 기상 후 4시간 전후의 베스트 상태를 어떤 것에 사용한 것인지 생각해달라고 했는데, 이것은 자신에게 '지금, 무엇이 가장 중요한 것인가?' 하는 것으로 연결됩니다.

수면 시간대를 주체적으로 정하는 것은 베스트 시간대 사용법뿐만 아니라 '하루 중 어느 시간대를 소중히 할 것인가?'를 생각하는 계기가 되기도 합니다.

창업을 위해 인맥을 넓히고 싶다면, 밤마다 심야 번화가에 자리를 잡는 것도 인생에서 필요한 전략일지도 모릅니다. 아이를 키우면서 아이 건강을 최우선으로 하기 위해 아이를 깨워야 할 1시간 전에 먼저 일어나서 제대로 된 아침 식사와 도시락을 준비하겠다는 생각을 할 수도 있을 것입니다.

잠자는 시간대를 스스로 정하는 것은 '무엇을 소중히 하면서 생활할 것인가'를 결정하는 것이기도 합니다.

> **실천**
>
> **플렉스 수면 전략을 위한 사전 준비 1**
>
> ## 시간 조정은 30분씩 조금씩 앞당긴다
>
> – 코르티솔 분비를 조절해 바로 일어난다

그럼 이제 플렉스 수면을 실천해봅시다.

먼저, 자신이 몇 시에 잠들어서 몇 시에 일어날 것인지를 결정해야 합니다. 물론 자신에게 필요한 수면 시간을 확보하는 것이 중요합니다.

그리고 앞에서도 이야기했듯이 깨어 있는 동안 자신의 활동이나 주변과의 관계성 등도 차분히 생각해서 취침과 기상 시간을 결정합시다.

취침·기상 시간이 정해지면, 그 시간을 목표로 조정을 시작합니다. **주목할 것은 체온의 변화입니다.** 사람은 체온이 오르면 깨고, 체온이 떨어지면 잠이 드는데, 이 체온 변화에는 '코르티솔'이라는 체내 물질이 관여하고 있습니다.

코르티솔은 신장 위에 있는 부진이라는 작은 장기에서 분비되는 호르몬으로, 스트레스 대응과 지방 분해 등 생명 유지에 필수적인 다양한 기능이 있지만, 그중에서도 기상과 깊은 관계가 있는 것으로 알려져 있습니다.

코르티솔 분비와 체온 변동

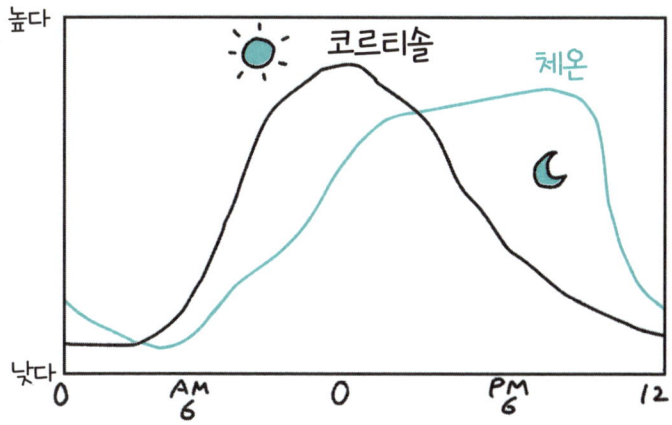

　기상을 앞둔 시간대가 되면 부신에서 코르티솔 분비가 시작됩니다. 코르티솔은 교감신경을 자극해 체온을 올리는 것뿐만 아니라 맥박이나 혈압, 혈당치도 상승시킴으로써 뇌와 육체가 눈을 뜨게끔 합니다.

　일어나자마자 바로 활동할 수 있는 사람은 이 코르티솔의 분비가 활발하기 때문에 체온이 오르기 쉽고, 반대로 좀처럼 움직일 수 없는 사람은 분비가 적은 것으로 알려져 있습니다.

　기상 타이밍을 조절하는 것은 '이 시간이 되면 일어난다'라는 리듬을 몸에 기억하게 하고, 노린 시간에 코르티솔 분비가 시작되어 체온이 올라가도록 하는 것과 같습니다.

호르몬 분비 타이밍을 늦추기 위해서는 단번에 수면 시간을 바꾸는 것이 아니라, **30분씩 시간을 늦춰서 몸을 적응시킨 후에 다시 30분 늦추는** 과정을 밟는 것이 중요합니다.

앞에서도 이야기한 것과 같이, 많은 사람이 일찍 일어나는 것보다 밤샘하는 것이 더 쉽기 때문에 목표로 하는 취침·기상 시간이 현재보다 늦은 경우는 원만하게 늦춰나갈 수 있지만, 앞당기는 경우에는 신중하게 해야 합니다.

30분 일찍 일어나 제대로 수면을 취했는지, 잠에서 깬 상태가 개운한지를 확인하고 **평소와 같이 잠에서 깰 수 있었다면, 다시 30분 더 앞당겨 나갑니다.**

웨어러블 디바이스도 활용해서 질 좋은 수면을 취하고 있는지 확인하면서 진행하는 것이 중요합니다.

> **실천**
>
> 플렉스 수면 전략을 위한 사전 준비
>
> **2**
>
> ## 자신의 수면 유형을 파악한다
>
> – 간단하게 알 수 있지만 참고 정도로만

'나는 아침형이다'라든가 '저녁형이다'라고 확실하게 이야기하는 사람도 있지만, 어느 쪽인지 전혀 모르겠다는 사람도 있을 것입니다. Chapter 02에서도 이야기했지만, 이 '아침형', '저녁형'이라는 것은 전문 용어로 '크로노 타입'이라고 불리며, 자신이 어떤 크로노 타입인지 간단하게 조사할 수 있는 '뮌헨 크로노 타입 질문지'라고 하는 테스트가 있습니다.

==이 테스트는 테스트받는 사람을 강한 아침형, 아침형, 약간 아침형, 중간형, 약간 저녁형, 저녁형, 강한 저녁형의 7단계로 판정해줍니다.== 자신의 타입을 아는 것은 자신의 취침·기상 시간을 결정하는 데 하나의 참고사항이 되어주므로 사이트에서 검사를 진행해봅시다.

자신의 크로노 타입을 파악하셨나요?

유형에 따라 '더 일찍 일어날 수 있을지도 모른다'라거나 '밤 시간의 사용법을 다시 생각해보자'라고 생각하는 계기가 될 것입니다.

그러나 테스트 결과를 너무 신경 쓰는 것은 다소 위험합니다. ==뮌헨 크로노 타입 질문지로 알 수 있는 것은, '지금 현재의 생활에 근거하==

는 당신의 크로노 타입'에 지나지 않습니다.

　유전적으로 저녁형이나 아침형이라고 하는 사람은 확실히 존재하지만, 이 테스트를 통해 당신이 유전적으로 가지고 있는 크로노 타입을 알 수는 없습니다. 어디까지나 지금 당신의 수면 상태와 주관적인 느낌을 바탕으로 하고 있기 때문에 아침형 생활을 하고 있는 사람은 아침형 성향의 결과가 나오고, 저녁형 생활을 하고 있는 사람은 저녁형 성향의 결과가 나오게 됩니다.

　밤샘을 잘하고, 저녁형 생활이 되어버린 사람이 '저녁형' 판정을 받았다면 그것은 당연한 결과입니다. 그러니 '나는 저녁형의 크로노 타입이니까 밤을 새워도 어쩔 수 없어'라는 식으로, 자신의 진짜 베스트 수면이 무엇인지 생각하는 것을 포기해서는 안 됩니다.

저녁형에서 아침형, 아침형에서 저녁형으로 바꿀 수 있다

　많은 사람들은 순서만 올바르게 지킨다면 자신의 크로노 타입을 자유롭게 바꿀 수 있습니다. 하지만, 지금 실제로는 아침형의 생활을 하고 있는데 저녁형이라는 판정이 나오거나, 그 반대의 경우는 어느 정도 고정적인 크로노 타입을 가지고 있는 것이기에 지금의 생활에 괴로움을 느끼고 있을지도 모릅니다.

　그런 분들은 한번 지금과는 다른 생활 사이클을 실험해보고, 자신의 활동력 변화를 관찰하는 방법을 생각해보세요.

　반면, 지금 저녁형의 생활을 하고 있고, 테스트에서도 저녁형이라는 판정이 나온 분이 앞으로 아침형으로 생활 사이클을 바꾸려는 경우, 꽤 어려울 가능성도 있습니다.

　다음 페이지의 내용에 따라서 30분씩 신중하게 취침·기상 시각을 앞당겨나갈 필요가 있을 것 같습니다.

　어쨌든, 어떤 결과가 나왔든 간에 뮌헨 크로노 타입 질문지의 결과는 고정적인 것이 아니고, 어디까지나 '지금 상태'라는 것을 염두에 두기를 바랍니다.

실천

플렉스 수면 강화 1

빛 알람으로 상쾌하게 눈을 뜬다
- 강한 빛을 통해 뇌를 기상 모드로

여러분들이 만약에 원하지 않는데 밤낮이 뒤바뀌어 사회생활에 지장을 주는 심각한 수면 문제를 겪게 되었을 때, 많은 전문의가 사용하는 치료법이 바로 '광요법'입니다.

플렉스 수면에서도 이 광요법을 응용한 '빛 알람시계'를 사용합니다(아래 그림).

지금까지 제가 지도한 많은 분들에게 빛 알람시계를 시험해보았는데, 일어나지 못하거나 불쾌했다는 사람은 단 한 명도 없었습니다. 취침이나 기상 시간을 의도적으로 늦추는 플렉스 수면에 최적이지만, 그렇지 않은 분도 꼭 쾌적한 기상을 체감해주셨으면 좋겠습니다.

사람은 강한 빛을 쬐는(=시각으로 느끼는) 것으로 '아침이 왔다'라고 인지하고, 뇌가 기상 준비에 들어갑니다. 코르티솔이 분비되면서 체온이 올라가고, 뇌와 몸이 저절

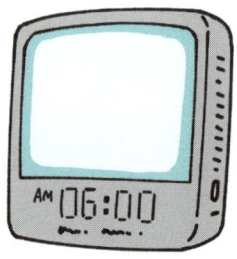

로 깨어나기 때문에 소리나 진동으로 일어나는 것에 비해 효과가 훨씬 큽니다.

광요법은 이 메커니즘을 사용한 것으로, 높은 조도의 기구를 머리맡에 두고 기상하고 싶은 시간이 되면 강한 빛을 발생시킵니다.

비교적 저렴한 가격에 구매 가능

높은 조도 기구는 의료기기이기에 쉽게 구할 수 없지만, 최근에는 다양한 제조사에서 개인이 쉽게 구할 수 있는 고성능의 빛 알람시계들이 판매되고 있습니다.

가격이나 성능이 다양하지만, 광요법과 같은 효과를 얻기 위해서는 사용하는 사람이 2,500룩스 정도의 밝기를 체감할 수 있어야 합니다.

대표적인 것은 moonmoon의 토토노엘라이트와 필립스의 Smart Sleep 웨이크업 플라이트 등으로, 예를 들어 토토노엘라이트는 20cm 떨어진 곳에서 3,000룩스의 밝기를 얻을 수 있다고 되어 있어 머리맡에 둔다면 충분한 성능입니다. 이전에는 대체로 몇만 엔 정도의 가격이었지만, 최근에는 몇천 엔으로 손에 넣을 수 있는 것도 늘어났습니다.

선택할 때는, 침실에서 알람시계까지의 거리를 자신의 눈으로 측정해서, 그 거리에서 2,500룩스의 밝기를 얻을 수 있을지를 하나의 기준으로 삼아주십시오.

사용법은 일반 알람시계와 완전히 같습니다. 기상하고 싶은 시간을 설정해서 머리맡에 두기만 하면 됩니다.

상위 기종 중에는 서서히 빛을 더해가다가, 마지막에 가장 강한 빛과 함께 새의 지저귐 등으로 일으켜 주는 것도 있습니다.

실천

플렉스 수면 강화 2

조명 기구를 교체한다

– 기상 시는 가능한 한 흰 빛, 취침 전에는 따뜻한 전구 색으로

방의 조명 자체를 타이머 기능이 있는 것으로 교체해서, 빛 알람시계와 같은 효과를 얻을 수도 있습니다. LED 조명은 10년 정도 사용할 수 있을 뿐만 아니라 1만 엔대에 구매할 수 있기에 빛 알람시계보다 가성비가 좋다고 느끼는 사람도 있을 것입니다.

조명을 고르는 기준은 3가지입니다.

- 밝기를 자유롭게 조절할 수 있는 조광 기능이 장착되어 있을 것
- 타이머 기능 또는 블루투스 등으로 스마트폰과 연결해서 조작할 수 있는 기능이 있을 것
- 침실 등 실제로 설치하는 방에 딱 맞는 상품보다 2단계 이상 강력한 것

예를 들어 설치하는 곳이 다다미 6장의 방일 때, 상품 리스트가 '다다미 6장용, 8장용, 12장용, 16장용'이 있다면 12장용이나 16장용을 삽니다.

전략 ⑥ 마돈나의 플렉스 수면 전략

기상하려는 시간에 최대의 광량으로 점등하도록 타이머를 설정해두면 빛 알람시계와 같은 효과를 얻을 수 있습니다.

한편, 평소에는 그대로 쓰기에는 너무 밝기 때문에 밝기를 몇 단계 떨어뜨려 사용하고, 취침 전에는 더 어둡게 한다면 편안하게 잠을 잘 수 있을 것입니다.

밝기뿐만 아니라 빛의 색도 바꿀 수 있는 기종이라면 기상 시에는 가능한 한 흰 빛으로 뇌의 각성을 촉진하고, 취침 전에는 따뜻한 전구 색으로 하는 것을 추천합니다.

침실의 크기에 따라 다르지만, 빛 자명종과 같은 효과를 얻으려면 대체로 9,000~1만 루멘의 밝기를 가진 기구를 고르는 것이 좋습니다.

실천

플렉스 수면 실행 1

일어나고 싶은 시간을 강하게 의식한다

– 자기 전에 3번, 일어나는 시간을 소리 내어 말한다

세상에는 자명종이 없어도 일어나고 싶은 시간에 일어날 수 있다는 사람이 있습니다. 그리고 사실 어느 정도 잘하고 못하고의 차이는 있을 뿐, 사실 이러한 능력은 대부분의 사람들이 가지고 있고, 이는 실험으로도 증명되고 있습니다.

일어나고 싶은 시간에 일어나기 위해 해야 할 일은 '자기 전에 일어나는 시간을 강하게 의식하는 것'뿐입니다. 물론, 누구나 그 시간에 깨어날 수 있는 것은 아니지만, 어느 실험에서 피험자에게 "○시에 일어나세요"라고 지시한 후, 시계가 없는 방에서 자도록 했더니, 지정한 시간에 맞춰 실제로 어느 정도의 코르티솔이 분비되는 것을 확인할 수 있었다고 합니다.

사람에게는 체내 시계를 사용해서 일어나려고 한 시간에 맞춰 체온을 올리는 기능이 갖춰져 있다는 것이 과학적으로 알려져 있습니다.

일어나는 시간을 의식하는 구체적인 방법으로는 '자기 전에 3번, 일어나려는 시간을 소리 내어 말하는 방법'이나, '일어나고 싶은 시간의 수만큼 하나, 둘, 셋… 이라고 소리를 내어 베개

를 두드리는(예를 들어, 6시에 일어나려면 6번) 방법'이 알려져 있습니다.

자신이 일어나고 싶은 시간을 강하게 의식할 수 있으면 되기 때문에, 자기에게 맞는 새로운 방법을 찾는 것도 괜찮습니다.

빛 알람시계처럼 확실한 효과를 기대할 수 있다고 단정할 수는 없지만, 큰 노력이나 돈이 드는 것이 아니기에 해봐도 손해는 없을 것입니다.

실천

플렉스 수면 실행 2

일어났을 때의 동선을 마련해둔다

– 일 준비를 해두고 잠든다

체온이 오르기 어렵고, 일어나서 한동안은 머리가 멍해지는 사람에게, 일어난 직후는 무엇을 해도 잘 풀리지 않는 법입니다. '그거 어디에 뒀지?', '뭐부터 하면 좋을까?' 같은 스트레스가 쌓이고, '안 돼, 잘 안 돼' 하는 기억이 남으면, 아침에 일어나는 것이 한층 더 힘들어집니다.

그런 사람의 경우, 일어나면 무엇을 해야 할지 미리 정해두고, 전날 밤에 확실히 준비해두고 자는 것이 좋습니다.

- 일기 예보를 체크하고, 다음 날 입을 옷을 정해 머리맡에 놓아둔다.
- 책상 위에 일하기 위해 필요한 자료를 모두 갖춰둔다.
- 청소를 하려고 한다면, 미리 청소 도구를 세팅해둔다.

이처럼 다음 날의 동선을 미리 정해두고 필요한 것들을 준비해둠으로써, 멍한 상태여도 순조롭게 활동을 시작할 수 있게 되어 '아침에는 예민하다'라는 스스로에 대한 나쁜 이미지를 조금씩 없앨 수 있습니다.

이 방법은 잠에서 깨어났을 때의 기분이 나쁘지 않은 사람에게도 응용할 수 있습니다. 번거롭고 시작하는 것이 힘든 일일지라도 전날 자료를 준비해 '나머지는 키보드를 두드리기만 하면 된다'라는 상황까지 정리해두면, 일의 시동이 더욱 빨리 걸릴 것입니다.

모처럼 이상적인 기상 시간에 일어나는 것이니 전날 미리 준비해서 깨어 있는 시간을 100% 활용하도록 합시다.

실천

플렉스 수면 실행 3

일찍 자기 위해 스케줄을 조정한다

— 깨어 있는 동안에 해야 할 일을 루틴화하다

지금까지 '일어나는 것'에 초점을 맞췄지만, 기상 시간을 늦추고 싶다면, 당연히 취침 시간을 늦추지 않으면 수면 시간을 유지할 수 없습니다.

자기 전 루틴을 의식하고 있는 사람은 물론, 그렇지 않은 사람도 귀가에서 취침까지 어느 정도의 루틴을 가지고 있습니다. 지금까지와 마찬가지의 스케줄로 움직인다면 자기 직전에 분주하게 다양한 준비를 하게 되어 원활하게 잠이 들 수 없습니다.

취침과 기상 시간의 조정은 호르몬의 분비 타이밍을 늦출 필요가 있기에 30분씩 신중하게 진행해야 하지만, **깨어 있는 동안의 스케줄 조정은 자신의 의지만으로도 가능합니다.**

예를 들어 회식 시간을 앞당기거나, 저녁 식사 후에 뒹굴뒹굴하면서 보내는 시간을 조금 줄일 필요가 있을지도 모릅니다.

목표 취침·기상 시간을 정했다면, 우선은 깨어 있는 동안의 활동 방법을 제대로 되돌아보고, 이상적인 시간에 잘 수 있도록 조정해나가는 것이 중요합니다.

전략 ⑥ 마돈나의 **플렉스 수면** 전략

'시차 적응 대책'을
수면에 응용하지 않는다

해외 출장 기회가 많은 직장인 독자분이라면 각각 자신만의 시차 적응 대책이 있을 것으로 생각합니다.

출발할 때는 현지 시간에 맞춰서, 귀국할 때는 일본 시간에 맞춰서 비행 중에도 계속 일어나거나, 반대로 억지로 장시간 잠을 자거나 하는 등 대처법은 사람마다 다르지만, 플렉스 수면으로 취침·기상 시간을 조절할 때는 우선 그러한 방법은 잊어주셨으면 합니다.

앞에서 이야기한 것처럼 기상 시간을 조절하는 것은 코르티솔의 분비 타이밍을 조절하는 것입니다. **단 하루, 혹은 며칠 동안 강제로 취침과 기상 시간을 바꿔도 호르몬 분비 타이밍을 바꾸는 것은 어렵습니다.**

출장 갔을 때의 시차 적응 대책은 체내 수면 사이클을 정말로 바꾸고 있는 것이 아니라, 억지로 현지 시각(혹은 귀국 후의 국내 시각)에 맞춰 활동하고 있는 것뿐입니다.

실제로 여행에 익숙한 직장인들 역시 해외 출장 중에도 국내 시간을 기반으로 생활하고, 미팅 시간을 조정함으로써 수면 시간을 확보한다고 합니다. 이것도 현지 기준으로 보면 '현지 시간을 도외시하고 국내 시간에 맞춘 생활 사이클을 유지한다'라는 플렉스 수면이라고 할 수 있습니다.

다양한 시차 대책이 있지만, 공통으로 말하고 있는 것은 '정말 몸의 리듬을 바꾸고 있는 것은 아니다'라는 것입니다. 그래서 시차 적응을 잘하시는 분들도 플렉스 수면을 하려는 경우에는 30분씩 제대로 취침·기상 시간을 조정하도록 합니다.

전략 ⑥ 마돈나의 플렉스 수면 전략

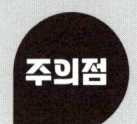

자주 시간대를 변경하는 것은 위험하다

　플렉스 수면은 평소와 같은 수면 시간과 수면의 질을 유지하면서 시간대를 이동시키는 전술이기 때문에 웨어러블 디바이스 등에서 수면의 질이 떨어지지 않은 것만 확인할 수 있다면, 건강 위험은 그다지 크지 않습니다.

　단, 잠자는 시간대를 스스로 주체적으로 결정한다고 해도 너무 자주 생활 사이클을 변경하는 것은 위험합니다. 개인차는 있지만 **체내 시계를 큰 폭으로 이동해 본격적으로 코르티솔 분비 타이밍을 옮기기 위해서는 4주 정도 걸린다고 알려져 있습니다.**

　그렇기에, 예를 들어 '시프트 근무에 맞춰 한 주마다 아침형과 저녁형을 바꾸는' 극단적인 생활 사이클의 변경을 반복하다 보면, 체내 시계가 정상적으로 작동하지 않게 되어 심각한 수면 장애로 이어질 가능성도 있습니다.

　몇 번 이야기한 것처럼 취침·기상 시간을 변경할 때는 30분씩, 웨어러블 디바이스나 눈을 뜬 후의 감각으로 수면의 질을 제대로 확인하면서 진행해야 합니다.

　그리고 일단 새로운 생활 사이클을 손에 넣었다면, 3개월 정도는 대폭적인 변경은 피하도록 합시다.

한 달 해보다가 안 되면 바로 그만둔다

앞에서 이미 말씀드린 것처럼 대부분의 사람들은 자신의 크로노 타입을 자유롭게 변경할 수 있지만, 드물게 유전적인 성향 등으로 저녁형이나 아침형으로 고정되어 있는 사람도 있습니다.

수면 시간을 조금씩 늦춤으로써 잠시 새로운 취침·기상 시간을 손에 넣을 수 있어도, 그 생활 사이클에서는 아무래도 질 좋은 수면을 취할 수 없게 되는 경우, 새로운 생활 사이클이 자기 자신의 크로노 타입에 맞지 않을 가능성도 생각해볼 수 있습니다.

어려움 없이 취침·기상 시간을 이동했는데도 수면의 질이 떨어졌다고 생각되는 경우, **1개월간 계속해봐도 개선이 보이지 않으면 그 시간대에 잠자는 것은 일단 포기하고 원래의 시간대로 되돌리십시오.**

업무상의 이유 등으로 어떻게 해서든 새로운 생활 사이클로 옮길 필요가 있는 경우는 전문의의 진찰을 받는 것을 추천합니다.

저녁형을 계속하면 건강이 위험할 수 있다

플렉스 수면은 건강상의 위험이 그다지 크지 않다고 이야기했지만, 유일하게 저녁형이나 그에 가까운 시간대에 잠자는 생활 사이클을 선택할 때는 주의가 필요합니다.

밤낮이 바뀌는 생활이 건강에 미치는 리스크에 대해서는 완전히 밝혀지지는 않았지만, 다양한 지적이 나오고 있습니다. 거슬러 올라가보면, 1976년에 프랑스의 뷔스나르 교수가 '야근이 수명을 10년 줄인다'라는 연구 보고를 했습니다.

이것은 50년도 더 과거의 이야기이기에 현대에 그대로 적용하기에는 한계가 있지만, 2016년에는 미국 하버드 대학이 간호사 7만 5,000명을 대상으로 20년 이상 실시한 조사를 기반으로 야근이 있는 간호사는 전혀 없는 사람에 비해서 사망률이 11%나 높다는 결과를 발표했습니다.

또한, 2018년에 미국 노스웨스턴대가 38~73세 남녀 43만 명 이상을 평균 6.5년 추적조사해서 크로노 타입과 건강의 상관관계를 자세히 조사한 결과를 발표했습니다. 이에 따르면 '완전한 저녁형'인 사람은 '완전한 아침형'인 사람에 비해 사망 위험이 1.1배, 정신장애 위험이 1.94배, 당뇨병 위험이 1.3배, 신경장애 위험이 1.25배, 위장이나 복부질환 위험이 1.23배, 호흡기질환 위험이 1.22배 높았다고 합니다.

이러한 조사 결과는 '야근 여부'나 '아침형·저녁형'이 사망률과 어떤 상관관계가 있는 것을 보여주고 있지만, 야근하는 사람과 그렇지 않은 사람의 자세한 생활 습관을 조사하거나 한 것은 아니고, 이유까지는 알 수 없습니다.

  하지만 여러 가지 조사 결과를 통해 저녁형 생활을 하는 것은 건강상 리스크가 있다는 점을 고려할 필요가 있습니다. 플렉스 수면으로 생활 사이클을 결정할 때 극단적인 올빼미형 생활을 장기간에 걸쳐 계속하는 것은 피하는 것이 좋을 것 같습니다.

전략 ⑧ 마돈나의 **플렉스 수면 전략**

Chapter
07

전략 ⑦

다 같이 잠을 통해
좋은 팀플레이를 유지한다

래리 페이지의 '팀 수면 전략'

팀 수면 전략이란?

지금까지 각자 자신의 상황에 맞춰 최고의 활동력을 발휘하기 위한 수면 전략에 대해 알아보았습니다.

하지만 기업을 경영하고 있거나, 관리직으로서 조직을 이끌 경우, 한 사람만 활동력을 향상시키는 것만으로는 부족합니다.

==팀 수면은 당신뿐만 아니라 당신이 이끄는 팀 전체가 질 좋은 수면을 취함으로써 팀 전체의 생산성을 최대화하는 전략입니다.==

최근에는 수면을 사원 건강 관리 차원에서 신경 쓰는 경영자가 늘었는데, 구글의 창업자 래리 페이지, 나이키의 창업자인 필 나이트, 일본에서도 DeNA의 난바 토모코 등의 유명한 리더들이 팀 수면을 실천하고 있습니다.

당신 한 사람이 열심히 일한다고 해도, 다른 팀원들이 의욕을 갖고 일하지 않으면 성과는 오르지 않습니다. 당신의 머릿속에 최고의 아이디어가 떠올랐다고 해도 그것을 공유하기 위한 회의에서 팀원들이 졸고 있다면 의미가 없습니다. 당신이 조직을 잘 이끌고 있어도 팀원 중 누군가가 컨디션 난조로 이탈하면 제대로 업무가 돌아가지 않습니다.

여기까지 이 책을 읽어온 독자 여러분은 6개의 전략을 통해서 잠이 직장인에게 얼마나 중요한 무기인지를 충분히 이해하고 있을 것입니다. **이번에는 당신이 그 지식을 팀원을 위해 펼쳐야 할 때입니다.**

지금까지는 제가 코치가 되어서 여러분에게 전략을 가르쳐주었지만, 이제는 여러분 자신이 코치 역할을 하며 팀원들을 질 좋은 수면으로 인도할 차례입니다.

명령하거나 강제하거나 하는 것이 아니라 팀원들이 수면의 중요성을 알고, 질 좋은 수면을 취함으로써 효과를 실감할 수 있도록 하는 것입니다. 말 그대로, 당신의 리더십이 요구되는 순간입니다.

팀 수면은 어떤 사람에게 적합할까?

팀 수면은 이런 사람에게 최적의 수면법입니다.

단기적으로나 장기적으로나
- 자신이 이끄는 팀의 생산성을 극대화하려는 리더, 경영자
- 팀원들도 행복하게 일하기를 바라는 리더, 경영자
- 팀원의 컨디션 난조 등을 미리 방지하고자 하는 리더, 경영자

팀 수면은 7가지의 전략 중 유일하게 자기 혼자서는 할 수 없는 전략입니다. 팀의 힘을 끌어올리는 것이 목적이기는 하지만, '리더 자신의 이익을 위해서'라는 자세가 팀원들에게 전달되면 팀워크가 무너집니다.

어디까지나 팀원에게 도움이 되도록, 리더 자신이 'For The Team'의 자세로 전략에 임하는 것을 잊지 말아주세요.

Case Study ⑦

영업팀 매니저
사쿠라기 씨(가명·30대 여성)의 팀 수면 전략

　중소기업에서 영업팀의 매니저로 일하고 있는 사쿠라기 씨는 과거, 수면 부족으로 심신의 컨디션이 모두 무너지게 되었습니다. 그로 인해 무심결에 부하 직원과 심하게 부딪치게 되어, 자신감과 의욕을 잃은 직원이 퇴직을 희망하기도 했습니다.

　그래서 사쿠라기 씨는 우선 자신의 수면을 돌아본 후, 제대로 수면하고자 노력해 멘탈을 회복했습니다. 강한 어조로 부하들을 몰아붙이는 것을 그만두고, 응원형의 매니지먼트로 전환했습니다. 또한, 수면 효과를 다른 팀원들에게도 느끼게 하기 위해서 수면 개선을 통해 멘탈 부진에서 회복한 자신의 경험을 팀원들에게 고백한 후, 팀 수면 전략을 시행했습니다.

　안대를 선물하고 직장에 선잠 습관을 도입해 '아침에 다 같이 건강하게 일을 시작하자'라는 주제로 다 함께 수면 개선에 힘쓰기 시작했습니다. 이러한 팀 수면 전략이 잘 맞아떨어졌는지, 아침 일찍 미팅에서 계획을 공유할 수 있게 됨으로써 영업 성적이 향상되어 사내에서 가장 성과 향상률이 높은 팀이 되었습니다.

효과

효과 ① 한 사람, 한 사람의 생산성이 올라간다

수면 부족이 생산성에 악영향을 미치는 것은 많은 연구를 통해서 밝혀졌으며, 다양한 영향이 수치상으로 확인되었습니다.

- 2일간의 수면 부족으로 인지적 결함(집중력 저하) 3배 증가
- 2.2시간의 수면 시간 감소로 도덕 의식 10% 저하
- 수면 시간의 단축으로 근무 중 사적인 인터넷 서핑 3~6% 증가
- 75시간의 수면 부족으로 위험한 선택을 할 확률 40% 증가
- 하룻밤의 수면 부족으로 창조적인 통찰력을 발휘할 확률 60% 저하
- 하룻밤의 충분한 수면으로 학습 속도가 20%, 정확성 39% 증가

또한, 근래에 팀의 생산성을 떨어뜨리는 요소로 '프레젠티즘(Presenteeism)'이라는 단어가 주목을 받고 있습니다. 프레젠티즘은 회사에 출근은 했지만, 어떠한 이유로 업무 효율이 떨어지고 있는 상태를 말하며, 일본어로는 '질병 취업'이라고도 불립니다.

원인이 되는 증상은 다양하고 여성의 월경 불순 등 피할 수 없는 요소도 포함되어 있지만, 사실 수면 부족이 큰 비중을 차지

하고 있고, 편두통이나 정신 질환과 같은 증상도 수면 부족과 깊은 상관관계가 있습니다. 수면 부족이야말로 많은 팀의 활동력을 떨어뜨리고 있는 것입니다.

이 책을 읽은 당신은 '팀 전원이 단면 전략을 하면 성과가 엄청날 것'이라고 생각할지도 모릅니다. 하지만 그렇지 않습니다. **수면은 고도로 개인적인 문제이기 때문에 어떤 방식의 수면법을 취해야 하는지 다른 사람이 지시하는 것은 맞지 않습니다.** 다만 수면의 중요성을 모르는 이에게 수면이 가진 엄청난 효과를 전달할 수 있다면, 상대방에게도 도움이 될 것입니다.

목표는 팀원 전원이 수면의 중요성을 알고, 어디까지나 자주적으로 질 좋은 수면을 하려고 노력하는 것입니다. 만약 당신이 목표를 달성해 팀원 모두가 스스로 수면의 질을 개선할 수 있게 되었다면 한 사람, 한 사람의 활동력이 극적으로 올라, 그 총합으로 팀의 생산성이 크게 개선될 것입니다.

효과② 구성원 간 전략 공유도가 상승한다

"당신이 제시한 조직의 방침이나 전략은 팀의 다른 직원에게 잘 전달되고 있습니까?"

이렇게 물었을 때, 자신 있게 "물론입니다"라고 대답할 수 있는 리더가 몇 명이나 될까요?

2017년에 일본 생산성 본부가 발표한 흥미로운 조사 결과가 있습니다. '조직의 방침이나 이념에 대해 이해하고 있습니까?' 라는 질문에 일반 사원의 78.2%가 '이해하고 있다'라고 대답한 것에 반해, '방침이나 이념이 부하에게 잘 전달되고 있다'라고 대답한 리더(과장직)는 43.2%에 그쳤습니다.

부하 직원들은 이해하고 있다고 생각해도, 리더에게는 제대로 이해하지 못한 것처럼 보이는 것입니다.

당신이 제시한 조직의 방침이나 전략이 부하 직원들에게 전해지지 않는 이유는 다양하지만, 당신이 과거에 사원의 입장이었을 때를 되돌아보고, 당시의 상사가 회의 등에서 말하고 있는 내용을 항상 진지하게 들었는지 한번 생각해보세요.

매일 이어진 접대나 잔업에 지쳐 꾸벅꾸벅 비몽사몽 속에서 회의에 참석했던 적도 많지 않았나요?

수면 부족의 직원에게 회의 시간은 졸기 가장 좋은 타이밍입니다.

자신이 프레젠테이션하는 회의라면 진지하게 임해도, 상사가 일방적으로 이야기하고 있는 방침이나 전략 같은 것(부하 직원의 78.2%는 '그런 거 다 이해하고 있다고요'라고 생각하고 있으니까요)은 부하 직원에게 자장가처럼 들릴지도 모릅니다.

조직 전체에 방침이나 전략을 공유해서 하나가 되어 업무에 임하게 하는 것은 리더에게 불가결하고 당연한 일입니다. 그런데 그것을 팀원들에게 전하는 자리인 회의가 수면이 부족한 사람들에게는 수면실과 같은 존재가 되는 안타까운 일이 발생하는 것입니다.

만약 많은 부하 직원들이 수면 부족을 해소하고 머리가 맑아진 상태에서 회의에 임하게 된다면, 리더의 메시지는 지금보다 훨씬 더 그들의 머리와 마음에 새겨질 것입니다.

팀원들의 수면 개선은 한 사람, 한 사람의 성과를 향상시키는 것에 그치지 않고, 조직의 일체감도 높여줍니다. 개인의 힘과 조직력을 모두 높여 상승 효과로 조직 전체의 생산성을 크게 끌어올려 주는 것입니다.

효과 ③ 부하의 정신적 컨디션 난조 리스크를 줄일 수 있다

일본에서는 최근 워라밸이나 각종 직장 내 괴롭힘 문제에 대한 이해가 확산되어 노동환경은 '24시간 일할 수 있습니까?'라고 묻던 시대에서 크게 개선되고 있습니다.

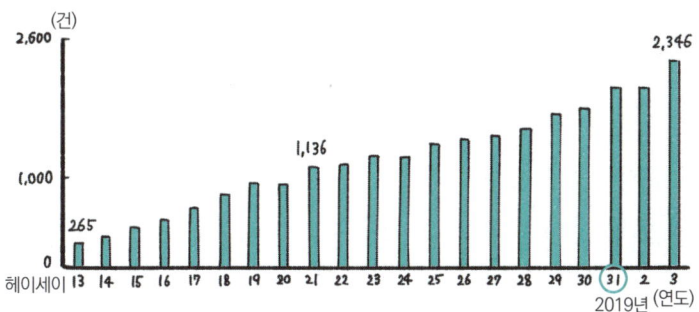

정신장애와 관련된 산재 청구 건수의 추이

출처 : 후생노동성 '과로사 등의 산업재해 보상 상황'

그렇기에 일하는 이들도 과거에 비해 마음 편히 일하고 있을 것이라고 생각하기 쉽지만, 정신적 컨디션 난조를 호소하는 직장인은 오히려 계속 증가 추세에 있습니다.

후생노동성의 조사에 의하면, **정신장애에 의한 산재청구 건수는 2001년(헤이세이 13년)의 265건에서 거의 일관되게 증가해 2021년(레이와 3년)에는 거의 10배인 2,346건까지 증가했습니다.**[18]

후생노동성의 조사에 따르면, 연봉 500만 엔의 회사원이 1년간 휴직할 경우, 회사가 받는 손해는 무려 1,490만 엔에 달합니다.

부하의 정신적 컨디션 난조가 휴업 등의 형태로 표면화되면,

---

18) 헤이세이(平成)는 1989년 1월 8일부터 2019년 4월 30일까지 사용된 일본의 연호로, 아키히토 천황의 재위 기간이자 시대 구분입니다. 레이와(令和)는 2019년 5월 1일 나루히토 천황의 즉위에 따라 시작된 새 연호입니다. - 편집자 주.

상사나 조직이 그 문제에 개입하는 것은 굉장히 어려워집니다. 사람은 대부분의 경우, 스스로의 정신 상태라고 하는 더할 나위 없이 사적인 문제에 대해 회사나 상사에게 상담하고 싶다고 생각하지 않고, 경우에 따라서는 상사나 조직 자체가 스트레스의 원인일 가능성도 있습니다.

아무래도 마치 종기를 만지는 것처럼 여겨질 수밖에 없고, 결과적으로 본인이 전혀 희망하지 않음에도 부담이 적은 부서로 옮겨져 상사의 인사 평가에 좋지 않은 영향을 주는 경우를 종종 보게 됩니다.

중요한 것은 부하 직원이 정신적 컨디션 난조에 빠지지 않도록 사전에 대책을 마련하는 것입니다. 그 대책이 되어주는 것이 바로, 수면의 개선입니다.

효과④ 조직의 피해를 미연에 방지한다

앞에서 수면에는 멘탈을 회복시키고 진화시키는 기능이 있다고 설명했습니다.

실제로 사람이 심리적 컨디션 난조에 빠지는 원인은 다양합니다. 부모의 간병으로 고민하는 사람, 아이의 성적 부진이나 비행에 고민하는 사람, 아내와의 관계에 고민하는 사람, 도박 빚으로 고민하는 사람 등 사람에게는 천차만별의 고민이 있고, 회사나 상사가 그 원인 하나하나에 개입하고 해소하는 것은 불가능합니다.

하지만 그 사람에게 어떤 고민이 있었더라도 질 좋은 수면만 취할 수 있다면, 정신적으로 입은 피해를 회복해 일정한 행복감을 얻고, 자신이 처한 상황을 받아들이고 앞으로 나아갈 수 있습니다.

부하 직원 개개인이 안고 있는 개별적인 고민에 개입할 수는 없어도, 더 나은 수면을 취할 수 있도록 도와줌으로써 문제의 악화를 막을 수 있습니다.

부하 직원의 정신 건강이 좋지 않다면 본인뿐만 아니라 조직이나 리더에게도 심각한 부담이 됩니다.

팀에서 일하기 좋은 환경이나 분위기를 만들거나 카운슬러나 외부 창구에 상담할 수 있는 구조를 만드는 것은 당연히 필요하지만, 정신적 컨디션 부진의 원인이 항상 회사에 있다고는 할 수 없습니다.

구성원 개개인이 질 좋은 수면을 취할 수 있도록 하는 팀 수면 전략은 조직과 당신이 받는 손상을 미리 방지하는 최선의 수단이라고 할 수 있습니다.

> **실천**
>
> 팀 수면 전략을 위한 사전 준비
>
> **1**
>
> ## 선잠 & 수면 안대를 선물한다
>
> – 부하에게 수면 갑질을 하는 것은 금물!

그럼 지금부터 이 책에서 소개할 마지막 전략인 팀 수면을 실천해보겠습니다.

지금부터는 여러분들이 부하 직원들의 코치 역할입니다. 그런데 문제는 이 책을 현재 손에 들고 있는 여러분과 달리 부하 직원이 모두 수면에 흥미를 가지고 있다고는 할 수 없습니다.

그렇기에 갑자기 "음, 수면이란 건 말이야…"라고 말을 건네도, '어이없네. 남의 사생활까지 신경 쓰지 말라고!'라는 생각에 반발하게 되는 경우도 생길 것입니다. 더구나 "활동력을 높이기 위해서 오늘부터 하루에 7시간씩 잡시다"라고 말했다가는 '사적으로 간섭했다'라며 순식간에 갑질 상사 취급을 당할 수 있습니다.

우선은, 부하 직원들이 수면의 효과를 직접 실감하게 하는 것부터 시작하는 것을 추천합니다. 퇴근 후나 쉬는 날에 다이소 등에서 자신과 팀원 수만큼 수면 안대를 구매해주세요. 구매했다면, **먼저 자기 자신이 피곤하다고 생각될 때, 수면 안대를 쓰고 부하 직원이 보는 앞에서 10~15분 정도의 선잠을 잡니다.**

몇 번인가 선잠을 자서 부하 직원들이 '어? 그러고 보니 그 사람 최근에 낮잠을 자고 있네'라고 깨닫기 시작하면, 드디어 첫걸음을 뗀 것입니다.

"요즘 수면 관련 도서를 읽고 있는데, 선잠을 자면 뇌가 회복된다고 해서 한번 해보았는데 너무 좋네"라고 하면서 팀원들에게 수면 안대를 선물합니다.

"진짜 완전 추천하니까 다들 점심시간에 잠깐 자보는 게 어때?"라고 말한다면, 팀원들도 강제라는 느낌을 받지 않고, 상사가 실제로 선잠을 자고 있기에 자신도 시도해보기 쉬울 것입니다.

재택근무를 도입한 직장이라면, 수면 안대를 선물하면서 **Teams나 Slack 등의 업무 툴로 당당하게 '수면 중'이라고 선언하고, 재택이라도 선잠을 잘 수 있도록 합니다.**

선잠이 가져오는 굉장히 큰 회복 효과에 대해 여기까지 읽어 온 여러분이라면, 이미 알고 계시겠지요.

팀원들은 필요할 때 선잠을 자는 것만으로도 개개인의 활동력이 크게 개선될 것입니다. 그로 인해 팀원 대다수가 잠의 소중함을 실감하게 되었다면, 이제 다음 작전입니다.

낮잠 시간을 도입한다

뇌를 회복시키는 선잠 효과가 팀에 공유되기 시작했다면, **이번에는 25분간의 선잠(파워 낮잠)을 다 같이 함께 취하는 시간의 도입을 제안해봅시다.**

시간은 오전 9시부터 오후 5시까지의 근무 시간이라면 오후 업무를 시작하기 전이 가장 베스트일 것입니다. 근무 시간을 활용하는 것에 대한 회사나 다른 부서의 이해를 얻을 수 있다면, 점심시간이 끝난 직후 25분간을 선잠 타임으로 하고, 사무실의 조명을 어둡게 합니다.

근무 시간 중에 선잠 타임을 마련하는 것이 어려운 경우라면, **점심시간의 후반 25분간을 선잠 타임으로 합니다.** 마찬가지로 이 시간에는 사무실의 조명을 어둡게 합니다. 자율출근제인 경우는 팀원의 출근 상황 등을 파악하고, 주위의 의견도 들으면서, 언제를 선잠 타임으로 정할지 함께 생각해봅니다.

선잠 타임 중에는 팀원들끼리 서로 말 거는 것을 자제하고, 외부와의 통화나 소리가 발생하는 작업을 해야 하는 경우에는 공용 공간 등 부서 밖으로 자리를 옮긴다는 룰을 정하면 좋을 것입니다.

또한, 외부에서 걸려오는 전화에 대응하지 않는 것은 어렵겠지만, 그 시간 동안만이라도 사내 연락이나 방문은 피해줄 수 있도록 미리 전달해두는 것도 추천합니다.

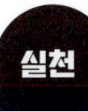

실천

팀 수면 전략을 위한 사전 준비 2

이 책에서 얻은 지식과 기술을 공유한다

― 3가지 단계를 통해 수면 전략의 효과에 흥미를 갖게 한다

선잠을 자는 습관이 생긴 직원은 이제 수면 효과를 확신하고, 자신의 수면의 질에도 강한 관심을 가지고 있을 것입니다.

여기까지 왔다면, 이제 드디어 양질의 수면을 취하는 방법에 관해 부하에게 전달할 준비가 되었다고 생각됩니다.

스텝 1. 수면의 중요성을 공유합니다

가장 먼저, 체감뿐만 아니라 이론 측면에서도 수면의 중요성을 이해할 수 있도록 합니다.

수면이 가져오는 6가지의 효과(신체·뇌·멘탈의 회복·진화)에 대해서는 프롤로그에서 설명했기에, 우선은 그 지식을 공유합니다.

스텝 2. 각 팀원의 수면을 체크합니다

아울러 앞에서 **여러분께 권한 '엡워스 졸음 척도'와 '아테네 불면 척도'에 대해서도 소개해주세요.**

각 구성원의 테스트 결과는 회사가 직원의 건강 관리로 정식으로 도입하는 경우를 제외하고는 당신이 알 필요는 없습니다.

엡워스 졸음 척도는 4점 이하, 아테네 불면 척도는 3점 이하가 수면 합격점이기에 팀원이 스스로 자신의 수면 질을 측정하고, 개선을 목표로 하는 것의 중요성도 전합니다.

참고로, 제가 운영하는 '라이프리'가 직장인 4만 7,658명을 대상으로 실시한 테스트의 평균은 엡워스 졸음 척도가 4.30점, 아테네 불면 척도가 4.36점이었습니다. 팀원에게는 합격점 점수 외에 또 하나의 기준으로서 이 숫자를 전달해주시기 바랍니다.

스텝 3. 수면 개선을 조언합니다

팀원이 자신의 수면의 질을 개선하는 것에 관심을 가지게 된다면 앞에서 **설명한 '수면을 개선하는 10가지 포인트'를 팀원에게도 전해줍시다.**

이것을 참고하면 기본적으로 누구나 수면의 질을 개선할 수 있을 것이므로 꼭 팀원 여러분께도 공유해주시길 바랍니다. 혹은 이 책을 통해 당신이 특히 효과가 있었다고 느낀 수면 스킬을 '나만의 강추 수면 스킬'로 소개해도 좋을 것 같습니다.

> **실천**

> **팀 수면 강화 1**
>
> ## 회식은 '불금'이 아닌 '화·목'에 한다
>
> – 과도한 알코올 섭취는 수면의 질을 떨어뜨린다

부서의 술자리는 구성원 간의 상호 이해를 심화시켜주는 등 팀 운영에 효과적인 수단이지만, 앞에서 이야기한 대로 알코올 섭취는 수면의 질을 떨어뜨릴 수 있습니다.

중요한 것은 회식 날짜입니다. 팀 수면 전략에서 권하는 회식 날은 바로 목요일입니다. 더 정확히 말하면 월, 수, 금의 술자리는 절대 피해야 합니다.

그 이유는 다음과 같습니다. 휴일이 끝난 월요일은 많은 직장인에게 압도적으로 스트레스가 큰 요일이라는 게 다양한 조사를 통해 알려져 있습니다.

월요일 밤은 특히 질 좋은 수면을 취하고, 갑작스러운 스트레스 손상의 회복이 꼭 필요합니다. 주중의 가운데에 해당하는 수요일의 수면은 3일간의 피로에서 회복하기 위해 매우 중요한 날입니다. 이때 제대로 회복해서 남은 2일을 헤쳐 나갑니다.

금요일은 '불금'이라고 불릴 정도로, 다음 날이 쉬는 날이라는 안정감도 있기에 무심코 과음하게 되기 십상입니다. **금요일에 알**

전략 ⑦ 래리 페이지의 **팀 수면 전략**

코올을 너무 많이 섭취하거나 늦은 시간까지 외출하면, 토요일 아침이 힘들어지고 주말 동안 수면 리듬이 크게 흐트러져버려 그다음 주에 심각한 영향을 미칠 수 있습니다.

화요일보다 목요일이 좋은 이유

그렇기에 회식으로 추천하는 것은 화요일이나 목요일인데, 그중에서도 특히 목요일을 추천하는 데는 이유가 있습니다.

수면은 우울한 멘탈을 회복시키는 효과가 있고, 수면이 부족하거나 질이 나쁘면 그 회복이 불충분한 채로 아침을 맞이하게 됩니다. **하지만 목요일에 술자리를 열면 다음 날 아침은 금요일입니다.** '이제 하루만 버티면 주말이다!'라는 희망을 가질 수 있기에 멘탈 악화를 최소한으로 막을 수 있기 때문입니다.

그렇기에 팀 수면의 회식은 '불금'이 아니라 '화·목'에 합시다!

week	
월	수면우선!
화	
수	수면우선!
목	회식
금	수면우선!

이제 하루만 버티면 주말이기에 멘탈 악화가 최소한이 됨!

실천

팀 수면 강화 2

활동력 저하가 두드러지면 선잠을 더욱 강력하게 하도록 한다

– 바쁜 시기야말로 잠이 중요하다

팀 수면이 그 진가를 발휘하는 것은 회사가 가장 바쁠 때입니다. 그렇지 않아도 업무가 갑자기 불어나고 있는데, 갑자기 예상치 못한 문제로 직원들이 녹초가 되어 있다면, 그럴 때일수록 리더는 수면의 중요성을 강조하고 팀원들이 적극적으로 수면을 취하도록 해야 합니다.

가능한 한 야근을 줄이는 것은 물론, 리더나 다른 팀원이 남아 있어도 돌아갈 수 있는 사람은 바로 돌아가 잠을 자게 합니다. 어떻게 해도 전날 밤에 퇴근이 늦어진 경우 등은 선잠 타임이 아니더라도 제대로 선잠을 자도록 권합니다.

수면 시간은 확보되어 있는지, 수면의 질은 어떤지, 잠에서 깼을 때 개운한지 등, 부하 직원의 수면 상태를 자주 신경 쓰고 서포트합니다.

수면으로 인한 신체·뇌·멘탈 회복이 부족한 채로 일을 계속해 나간다면, 스트레스가 점점 쌓이게 됩니다. 그렇게 되면 스트레스를 해소하려고 과도한 음주나 폭식, 불필요한 인터넷 쇼핑 등

전략 ⑦ 래리 페이지의 팀 수면 전략

을 하게 되거나 스트레스 자체가 수면의 질을 떨어뜨리고, 수면 시간이 깎이는 악순환에 빠지게 됩니다.

바쁜 시기야말로 어떻게든 수면과 일을 양립할 수 있도록 해야 합니다. 다만, **이것이 통용되는 것은 평소에 수면을 중요하게 생각하고 있는 곳뿐입니다.**

바쁠 때만 갑자기 '잠 좀 자'라고 호소해도 '누구 때문에 바쁘다고 생각하는 거야!'라고 팀원들의 반감을 살 뿐이니까요.

실천

팀 수면 강화 3

바쁜 시기가 끝나면, 직장과 컴퓨터를 정리한다

– 체력과 동기부여를 높이는 '전환 이벤트'

선잠으로 회복하고 활동력을 높이는 노력을 한다고 해도 바쁜 시기가 계속되면 아무래도 체력과 의욕이 떨어지고, 생산성 역시 떨어지게 됩니다.

지금까지는 머리를 상쾌하게 회복시켜 새로운 일에 임하기 위한 준비 과정이었던 선잠도 어느새 자신도 모르게 심신의 괴로움에서 눈을 돌려 하고 싶지 않은 일을 미루는 수단이 되어버리기 십상입니다.

그런 생각 그대로 바쁜 시기가 끝나면, 밤샘으로 부족해진 수면을 근무 시간 중의 선잠으로 충당하는 등 본말이 전도된 일이 일어날 수 있습니다.

이런 경우, 추천하고 싶은 것이 바쁜 시기가 끝났을 때 개최하는 '전환 이벤트'입니다. **뒤풀이나 위로회를 떠올릴 분들이 많으실 텐데, 이 책에서 추천하는 것은 '정리+휴가 권장'의 조합입니다.**

팀이 바쁜 시기에는 다양한 자료와 비품이 알게 모르게 계속 나와 사무실이 엉망진창이 되기 마련입니다. 또한, 컴퓨터에 파

일이나 폴더가 점점 쌓여 손댈 수가 없을 정도가 되기도 합니다. 그래서 이 시기가 끝난 타이밍에, 부서 전체에서 반나절 정도를 투자해 팀원 전부가 사무실을 정리하고 컴퓨터 자료를 클라우드 등에 옮기는 작업 등을 합니다.

정리 자체도 중요하지만, 이것을 하는 가장 큰 목적은 팀의 모드가 전환되는 것을 팀원에게 확실히 전하는 것입니다. '특별한 기간은 여기까지'라고 의식화해서 느슨했던 분위기를 한 번 더 다잡을 수 있게 합니다.

혼자만의 시간을 갖도록 한다

정리 이벤트가 끝나면 날짜를 정해 팀 전원에게 유급 휴가를 쓸 것을 권합시다. 이전이라면 술자리나 사원 여행 같은 것을 하게 될 타이밍이지만, 지금은 한 사람, 한 사람의 개성을 소중히 하는 시대이기에 다 같이 유급 휴가를 받은 후, 기분 전환의 방법은 팀원 각자가 정할 수 있도록 하는 것입니다.

물론 직장에서 취미가 통하는 동료가 있다면 함께 사우나를 가거나 등산을 가는 등 심신의 피로를 풀어도 좋습니다. 그러나 스트레스를 느낄 사람이 있을 가능성도 생각해서 '전원 참여'와 같은 형태는 피하도록 합시다.

   그렇게 해서 마인드가 전환되고, 직원들의 수면 스타일이 바쁜 시기 전으로 돌아가는 '수면 스위치'로서의 역할도 리더에게 필요한 자세입니다.

전략 ⑦ 래리 페이지의 **팀 수면 전략**

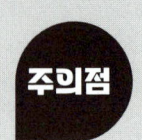

갑질이 되지 않도록 주의!

앞에서도 이야기했지만, '사람이 어떻게 자는지'에 대한 것은 지극히 개인적인 문제로, 리더나 회사가 그 영역에 발을 들여놓는 것에는 신중함이 요구됩니다.

선잠을 자기 쉬운 환경을 선물하고, 수면 효과를 실감하게 함으로써 질 높은 수면에 관한 관심을 불러일으키는 것은 괜찮지만, '이것을 해라'라든가 '공부해둬라' 하는 식으로 강제로 한다면, 업무 시간 외인 직원들의 사생활을 침범하는 것으로 연결됩니다.

당신이 친절하게 한 조언이라도 윗사람한테서 듣고 싶지 않은 수면 기술을 전해 들은 부하 직원들의 절반은 '이것을 해라!'라고 말하는 것처럼 느껴집니다.

거기서 더 나아가, 일의 효율을 높이려고 이 책의 '단면 전략' 부분에 포스트잇을 붙여 부하 직원에게 건네거나 한다면(저자로서는 조금 기쁘지만), 현대의 기준으로 생각하면 갑질 그 자체입니다.

중요한 것은 아무것도 강제하지 않는 것입니다.

팀원들이 자주적으로 수면에 관심을 갖고 더 알고 싶은 욕구가 생겼을 때 수면 기술 등을 전할 수 있습니다.

수면이 가진 엄청난 힘을 이미 이해하고 있는 여러분에게는 격화소양(隔靴搔痒)처럼 느껴질지 몰라도 팀원들에게 갑질로 느꺼지지 않도록 초조함은 절대 금물입니다.

바쁜 시기에 시작하지 않는다

이것도 앞서 말씀드렸지만, **바쁜 시기가 시작되었을 때 갑자기 팀 수면을 취하는 것은 추천하지 않습니다.** 그런 상태에서는 의식의 유연함이 없어지기 쉬워, 평소라면 받아들일 수 있는 것도 받아들일 수 없게 됩니다.

바빠서 수면 부족으로 짜증이 날 때 상사로부터 수면 안대를 선물 받거나 '점심시간에 다 같이 낮잠을 자고 회복하자'라는 말을 듣는다면, 부하 직원들은 어떻게 생각할까요?

'잠잘 시간이 어딨어!'
'낮잠을 자고 더 일하라는 뜻인가?'
'괜히 일 늘리지 마!'

이와 같은 무서운 마음의 소리가 들려오게 될지도 모릅니다. 바쁜 시기에 진가를 발휘하는 팀 수면이지만, 도입은 사전에 여유를 가지고 끝내둡시다.

사전 교섭이 중요하다

능력이 높은 리더일수록 '이것이 맞다'라고 확신하면 주변의 충돌에는 신경 쓰지 않고 막무가내로 나가기 십상입니다.

자신감을 가지고 팀 수면을 도입하는 것은 좋지만, 아무것도 모르는 사람이 보면 '대낮부터 일은 안 하고 자고 있다니 괘씸하다'라고 생각하게 될 가능성도 있습니다.

낮잠 타임을 실현하고 부서의 조명을 어둡게 하는 단계까지 오게 되었다면, 다른 부서나 (당신이 사장이 아니라면) 상사로부터 '저 팀은 지금 뭘 하고 있지?'라고 원치 않는 주목을 받게 될 것입니다.

그때 대응을 잘못해서 주위나 상사의 반감을 초래하거나 부서 간에 의견이 대립하게 되면, 모처럼의 팀 수면에 횡포가 들어가 중지하게 될 가능성도 있습니다.

여기서 중요한 것이 사전 교섭과 조정입니다.

주위의 관심이 쏠린 그 기회를 놓치지 말고, 팀 수면의 콘셉트와 선잠으로 인한 회복 효과를 설명해서 적극적으로 동의나 공감을 얻도록 합시다.

가능하다면, 선잠 타임 중에는 팀에 전화나 방문을 삼갈 것을 부탁하는 것과 동시에, 다른 부서에서도 도입하도록 권장합니다.

경제산업성의 조사 자료에 의하면, **종업원의 수면 부족 해소에 따**

른 생산성 향상 효과는 32만 8,644엔으로 운동 부족 해소(3만 4,850엔)나 비만 해소(3만 1,106엔)의 약 10배에 달합니다.

　부디 당신의 사전 교섭 능력을 최대한 발휘해서 수면 개선의 고리를 부서에서 부서로, 그리고 회사 전체로 넓혀 생산성 향상의 효과를 극대화합시다.

야근이 늘었다면 바로 멈춘다

　큰 효과를 기대할 수 있는 팀 수면이지만, 당신 혼자서 할 수 있는 전략이 아닌 이상, 팀원 구성이나 그때의 팀 상황, 외적 요인 등 여러 가지 이유로 잘되지 않을 수도 있습니다.

　팀 수면은 수면 개선과 수면에 의한 회복 효과를 활용해 생산성을 높이는 전략입니다. 만약 선잠이 원인이 되어 팀의 생산성이 떨어지는 일이 있으면 도입 단계에서 무언가 잘못된 것입니다.

　회사의 가장 바쁜 시기에는 자신도 모르게 장시간 노동을 하게 되어 시간당 일의 강도가 세지기 쉽습니다. 이 상태에서 전환이 잘되지 않은 채, 선잠을 중간에 취하며 느슨한 채로 장시간 일하는 습관이 정착되면, 선잠을 잔다고 해도 생산성이 상승

하지 않습니다.

　물론, 아무리 뛰어난 전략도 모든 팀원에게 영향을 미치는 것은 아니기 때문에 부서의 팀원이 말하자면 선잠을 핑계로 이를 악용할 가능성도 있지만, 이 정도는 괜찮습니다. 단, 그 분위기가 팀에 퍼져 쓸데없이 잔업 시간이 연장되는 상황이 된다면, 팀 수면을 그만두는 것을 선택할 수 있습니다.

　팀 수면이 성공하려면 리더에게 동조해줄 팀의 핵심 인물, 조직의 성숙도, 도입이 가능한 환경 등의 몇 가지 요소가 필요합니다. 그렇기에 만약 도입에 실패하더라도 당신의 리더십 문제만은 아닙니다. 포기하지 않고 기회를 기다려서 다시 힘차게 일어설 날을 기약해주셨으면 합니다.

| 에필로그 |

이 책의 Chapter 01의 'Case Study'에 미츠이 씨(가명)의 경험담이 등장합니다. 단면의 힘으로 트레이너 자격증을 딴 후, 직장을 그만두고 지금은 회사를 경영하고 있다고 했는데, 실은 십수 년 전의 제 이야기입니다.

그런데 속사정은 그렇게 아름다운 것은 아니었습니다. 단면의 부작용으로 가정이 붕괴하게 되었고, 주변 인간관계도 잘 풀리지 않았습니다. 일이 궤도에 올라 돈은 들어왔지만, 전혀 행복하지 않았던 시기입니다. 하지만 이러한 여러 가지 일이 있었던 덕분에 지금의 제가 있습니다(지금은 새로운 가족을 꾸려 축복받은 행복한 생활을 하고 있습니다).

저 자신이 수면의 절대적인 효과와 부작용을 모두 체험했기에, 퇴직 후 몇 년이 지난 후 트레이너로서의 중점을 수면으로 옮겼습니다. 얼마 전에 배운 것은 사람에게는 다양한 삶의 무대가 있고, 그때그때 필요한 수면이 다르다는 것입니다. 그렇기에 잠이 가진 효과와 부작용을 잘 파악해 능숙하게 다루는 것이 중요합니다.

현재의 저는 바쁜 시기에는 단잠을 활용하는 한편, 평소에는 쾌면으로 가족이나 주변 사람들과의 인간관계도 원만하게 유지하는 등, 다양한 수면을 전략적으로 잘 사용할 수 있게 되었습니다. 제 스스로 몸에 익히고, 많은 비즈니스 리더에 의해 진화시켜온 만능 스킬을 '수면 전략'으로서 한 명이라도 더 많은 분이 활용해주셨으면 좋겠다고 생각해 이 책을 쓰게 되었습니다.

수면을 통해 돈을 들이지 않고도 자신을 크게 바꿀 수 있습니다. 일의 능률을 올리고 싶을 때, 삶의 행복감을 늘리고 싶을 때, 주변 인간관계를 원만하게 하고 싶을 때 등, 그때그때 최적의 수면법을 사용하면 인생이 몇 배나 즐거워질 것입니다.

한편, 현대 사회는 넘치는 정보에 휩쓸리거나 때로는 눈을 가리고 귀를 막고 싶어지는 비판에 노출되어버리기도 합니다. 그럴 때 역시 수면의 강력한 회복 효과를 사용한다면, 강한 스트레스와 압박에 짓눌리지 않고 긍정적인 마음으로 살아갈 수 있습니다.

수면을 조절하는 것은 자신을 조절하는 것입니다.

스트레스로 인해 무언가에 의존하게 되거나 불확실한 정보에 휘둘려 수동적으로 된다면, 행복감은 얻을 수 없습니다. 수면을 조절하고 자신이 어떻게 살아나가야 할지 능동적으로 정해서 움직인다면, 더욱 확실한 행복을 쟁취할 수 있습니다.

이러한 제 생각을 독자 여러분이 잘난 척으로 느끼게 하고 싶지 않아서 저의 부끄러운 과거를 쓰게 되었습니다. 여러분은 저와 같은 시행착오를 겪지 않고 수면의 탐스러운 열매만을 얻으실 수 있기를 바랍니다.

  이 책의 감수를 맡아주신 고바야시 미쓰노리 선생님, 하야시 히로아키 선생님, 훌륭한 추천문을 보내주신 가바사와 시온 선생님께 깊은 감사의 말씀을 드립니다. 또한, 멋진 일러스트를 그려준 타카야나기 코타로 씨, 디자이너 야마노구치 마사카즈 씨, 편집을 도와주신 카미쿠리 타카시 씨, MARU 씨, 담당 편집자인 오스미 겐 전 편집장. 누구 한 사람 빠졌다면 이 책은 완성될 수 없었을 것입니다. 감사합니다!

  그리고 소중한 가족에게 사랑을 담아.

스미야 료

하루의 휴식을 최고의 성과로 바꾸는
수면 전략

제1판 1쇄 2025년 9월 30일

지은이 스미야 료(角谷リョウ) 옮긴이 최윤경
펴낸이 한성주
펴낸곳 ㈜두드림미디어
책임편집 배성분
디자인 디자인 뜰채 apexmino@hanmail.net

㈜두드림미디어
등 록 2015년 3월 25일(제2022-000009호)
주 소 서울시 강서구 공항대로 219, 620호, 621호
전 화 02)333-3577
팩 스 02)6455-3477
이메일 dodreamedia@naver.com(원고 투고 및 출판 관련 문의)
카 페 https://cafe.naver.com/dodreamedia

ISBN 979-11-94223-95-5 (03190)

책 내용에 관한 궁금증은 표지 앞날개에 있는 저자의 이메일이나
저자의 각종 SNS 연락처로 문의해주시길 바랍니다.

책값은 뒤표지에 있습니다.
파본은 구입하신 서점에서 교환해드립니다.